Dʳ Marcel GRUIÉ

DE LA

Forme Médicale

DU

Cancer Thyroïdien

DR Marcel GRUIÉ

Élève de l'École du Service de Santé militaire

DE LA

Forme Médicale

DU

Cancer Thyroïdien

A MON PÈRE ET A MA MÈRE

A MA SŒUR

A MES PARENTS

A MES AMIS

A MON PRÉSIDENT DE THÈSE

Monsieur le Professeur BARD

Au moment où nous allons quitter l'Université lyonnaise et l'École du Service de Santé Militaire, nous avons à cœur d'affirmer notre profonde gratitude à tous ceux qui pendant le cours de nos études médicales nous ont témoigné de la sympathie ou aidé de leurs conseils.

L'idée première de ce travail revient à M. le professeur Bard ; il nous a obligeamment fourni les principales observations de cette thèse ; nous sommes fier de l'honneur qu'il nous fait aujourd'hui d'en présider la soutenance. Qu'il veuille bien agréer ici l'expression de notre bien vive gratitude.

Nous réunissons dans un même sentiment de reconnaissance nos maîtres à l'École de médecine de Poitiers et nos chefs à l'Hôpital militaire, qui ont eu la tâche ingrate de commencer notre instruction médicale et de nous initier aux difficultés de la clinique. M. le Dr Delaunay a tout particulièrement droit à nos sincères remerciements pour sa bienveillance à notre égard et les savants conseils qu'il nous a si souvent donnés.

Que ceux de nos camarades de l'École auxquels nous avons été plus particulièrement uni pendant ces trois années et qui se sont montrés pour nous de véritables amis soient assurés de notre meilleur souvenir.

CHAPITRE PREMIER

L'histoire des cancers du Corps thyroïde ne remonte pas à une date très éloignée. Quel que fût leur degré de malignité, les auteurs anciens donnaient le nom général de cancer aux diverses affections de cet organe.

Virchow, dans son traité des tumeurs, reconnaît que l'on ne peut guère se fier à la littérature sur ce sujet ; il cite les cas de Burns et Meckel, mais il les tient pour douteux. « Mettenbeimer, dit-il, décrit un goitre ancien, fibreux, coïncidant avec un cancer de l'œsophage ; comme il est très disposé, à cause de cette combinaison, à le considérer comme cancéreux, je ferai remarquer que l'on a assez souvent rencontré des goitres concomitants avec des affections cancéreuses. »

Beaucoup d'auteurs, après lui, se sont occupés de la même question, mais peu nombreux sont ceux qui ont su faire la distinction entre le cancer primitif et les noyaux secondaires développés dans la glande thyroïde. Il semble même que, pour la plupart, ils soient portés à considérer les altérations cancéreuses de cet organe comme secondaires à des altérations de même nature développées dans un des organes voisins, larynx, trachée ou œsophage,

La distinction dans bien des cas est très délicate et le microscope, seul, peut trancher la question. Cependant Virchow, d'après Porter, rapporte deux ou trois cas de cancer primitif surajouté à un goitre ancien. Lucke, en Suisse, signale la même coïncidence. Scarpa, au contraire, n'admettait que la dégénérescence secondaire de l'organe; le corps thyroïde n'importait même pas à Larrey qui plaçait les lésions dans les ganglions du voisinage.

Cruveilhier, Lebert, par contre, démontrèrent de la façon la plus évidente la possibilité du cancer appartenant en propre au corps thyroïde et Boyer regardait cette affection comme une des plus dangereuses, non pas tant à cause de la gravité de l'élément pathologique et de son influence toxique sur tout l'organisme que par suite des désordres qu'elle occasionne dans les fonctions respiratoires, désordres qui amènent irrévocablement la mort.

Nous devons ajouter à ces noms ceux de Conheim, Eberth, Rose, Krishaber, à l'étranger. En France : Nélaton, Thelliez, Houel, Duplay, Cornil et Ranvier ont envisagé cette question surtout au point de vue du traitement chirurgical ou de l'anatomie pathologique. A Lyon, Bonnet, D. Mollière, M. Jaboulay et tout dernièrement encore M. le professeur Poncet, se sont particulièrement occupés du traitement de ces tumeurs. Pour plus amples renseignements bibliographiques concernant cette question, nous renverrons aux thèses de Boursier, 1880; Coulon, 1883 ; Orcel, 1889 et Bertrand, 1895, auxquelles nous avons fait de nombreux emprunts.

Tous ces auteurs n'ont envisagé la question qu'au point de vue chirurgical. Mais à côté de cette variété de cancer qui ne peut passer inaperçu par suite de l'énorme développement qu'acquiert la tumeur ou des accidents de compression qu'elle engendre en se développant dans la profondeur, il existe une forme latente du cancer du corps thyroïde : cancer primitif évoluant avec une rapidité variable, mais sourdement, sans amener jamais les redoutables accidents de compression de la première forme. C'est à cette forme clinique du cancer thyroïdien que M. le professeur Bard propose de donner le nom de *forme médicale* en opposition à celui de *forme chirurgicale* qui convient à la première. Cette variété présente par son évolution une analogie relative avec ce cancer latent de l'estomac qui simule les affections les plus diverses et a fait naître les erreurs les plus bizarres de diagnostic ; forme latente de cancer qui se retrouve da... des organes d'une exploration bien moins délicate que celle de l'estomac, dans le sein par exemple.

C'est à l'étude de cette forme médicale du Cancer thyroïdien que M. le professeur Bard nous a engagé à nous livrer. Nous n'avons pas la prétention dans ce travail de vouloir élucider complètement une question aussi nouvelle ; nous ne pouvons en effet nous appuyer que sur un nombre restreint d'observations. Nous en avons recueilli six seulement dans la littérature médicale ; nous devons les autres à l'obligeance de M. le professeur Bard.

Nous nous efforcerons seulement de les analyser aussi complètement que possible pour y trouver les éléments d'un diagnostic précoce. Il se peut que nous ne réussissions pas, mais nous nous tiendrons pour satisfait à l'idée d'avoir appelé l'attention sur cette curieuse modalité clinique.

A ce court chapitre d'historique nous en ajouterons

quatre autres sur l'étiologie, les symptômes généraux, les symptômes locaux et la généralisation, le dernier traitera du pronostic et des idées qui découlent de l'étude de cette forme de tumeur.

Nous laisserons de côté, de parti pris, l'étude de l'anatomie pathologique. Les vues des auteurs sont aussi controversées que variées sur cette question; nous ne dirons également que quelques mots du traitement, toujours impuissant à retarder la marche fatale de l'affection.

CHAPITRE II

« Depuis le péché héréditaire jusqu'à la gastroentérite,
depuis les animalcules infusoires et les hydatides animées
jusqu'à la vivification et l'organisation d'un caillot
sanguin épanché, depuis la syphilis des pères comme
cause de cancer chez les enfants jusqu'à la neurasthénie,
on n'a cessé de recourir aux suppositions les plus gratuites
pour expliquer ce qu'au fond on ne peut pas expliquer
et ces dissertations sur l'origine du cancer nous rappellent
les disputes des théologiens du moyen âge qui écrivaient
des volumes sur la question de savoir si les anges
parlaient grec ou hébreu. »

Voilà ce que disait Lebert en 1851 au début de son
Traité pratique des maladies cancéreuses et tant que
l'on n'aura pas découvert la raison d'être qui provoque
l'irritation et la prolifération intense des cellules au point
de former des tumeurs, on ne pourra pas rejeter entièrement les idées anciennes sur l'étiologie générale du
cancer : c'est avouer que l'on ne sait pas grand'chose de
plus sur l'étiologie du Cancer thyroïdien que sur celle des
autres cancers.

Dans tout le cours de ce travail nous nous servirons du terme cancer dans le sens le plus large que l'on puisse donner à ce mot, il sera pour nous synonyme de tumeur maligne. Jusqu'à présent en effet la meilleure classification des tumeurs a été celle des cliniciens qui se refusent à voir autre chose que des tumeurs bénignes et des tumeurs malignes, celles-ci caractérisées par quatre attributs principaux : l'accroissement, la récidive, la généralisation et l'infection. Cependant nous donnerons le terme de cancer thyroïdien aux tumeurs qui, histologiquement, sont du type thyroïdien glandulaire; nous éliminons par le fait les diverses tumeurs qui peuvent siéger dans le corps thyroïde.

Nous n'aurons également en vue que le cancer primitif de la glande, son existence est maintenant incontestable, quelle que soit sa forme ; sa fréquence est assez grande, bien que pour Duplay, « dans l'immense majorité des cas l'affection soit due à un envahissement par le cancer développé aux environs, ou à une métastase provenant d'une tumeur éloignée ».

Toutes les observations que nous avons recueillies se rapportent à des individus âgés ; dans un seul cas la malade avait moins de cinquante ans. Rose, cependant, cite un cas de cancer chez une jeune femme de trente-six ans ; Gosselin, en 1881, en a trouvé chez une jeune fille ; Brun l'aurait observé chez un malade de vingt-six ans. Comme ces auteurs ne nous disent pas la nature histologique des tumeurs qu'ils ont observées, nous sommes autorisé à penser qu'il ne s'agissait pas de cancer thyroïdien mais plutôt d'une autre tumeur maligne développée aux dépens du corps thyroïde.

S'il y a quelques doutes sur l'époque d'apparition de ce cancer, la question du sexe semble, par contre, bien tranchée. Dans cette variété de cancer, la femme a le triste privilège d'être plus fréquemment atteinte que l'homme. Sur vingt observations nous ne trouvons que cinq hommes soit une proportion de un sur quatre. Ces chiffres sont par eux-mêmes trop faibles pour entraîner la conviction, mais ils rentrent dans la loi générale de la fréquence des cancers chez l'homme et chez la femme ; la proportion que nous indiquons plus haut est certainement un peu trop faible, car, nous le faisait remarquer M. le professeur Bard, les observations qu'il a eu l'obligeance de nous communiquer ont été recueillies dans un service où les hommes étaient deux fois plus nombreux que les femmes. Nous insistons sur ce fait parce que les observations que nous avons trouvées dans la littérature médicale se rapportent presque toutes à des hommes.

Faut-il voir dans la fréquence plus marquée de cette localisation du Cancer thyroïdien chez la femme une preuve de plus en faveur du rapport étroit qui existe entre son appareil génital et le corps thyroïde ?

Nous n'hésitons pas à l'affirmer. Toutes les femmes dont nous rapportons les observations, à part quatre cas où ce renseignement n'a pas été donné, ont été mariées ; cinq ont eu des enfants et une d'entre elles a eu jusqu'à cinq grossesses. Nos observations ne sont pas assez nombreuses pour que nous puissions conclure à l'influence que peut exercer la grossesse sur la rapidité de l'évolution de l'affection. Il n'en est pas de même pour la ménopause car dans deux cas la tumeur a nettement augmenté de volume à ce moment.

Ce fait d'ailleurs ne saurait être contesté, il se retrouve dans la forme chirurgicale tout aussi souvent que dans celle qui nous occupe ; les explications que l'on a voulu en donner n'ont pas d'autre valeur, mais le fait brutal s'impose, la menstruation, la grossesse, la ménopause ont une influence marquée sur le corps thyroïde normal ou pathologique. Kleinwachter rapporte l'histoire d'une malade de vingt-huit ans, atteinte de goître exophtalmique et qui perdit les cheveux, les poils des aisselles et du pubis et dont les seins et les organes génitaux s'atrophièrent. Charcot a cité un cas de guérison de la même maladie par la grossesse, le fait est admis aujourd'hui sans conteste par tous les auteurs ; l'hypertrophie thyroïdienne simple est aussi de règle au cours de la gestation. Comme l'ovaire, les glandes surrénales, la thyroïde est une glande à sécrétion interne et ces organes, dont le rôle est encore peu connu, subissent très certainement le contre-coup des altérations qui peuvent survenir chez l'un d'eux. On a noté dans la maladie de Basedow et nous retrouverons aussi dans le cancer de la thyroïde des altérations de la peau, des modifications de sa pigmentation que l'on peut rapprocher jusqu'à un certain point de celle que l'on observe dans la maladie d'Addison.

Ce rapport entre le corps thyroïde et les organes génitaux a quelquefois été signalé chez l'homme, il s'agissait le plus souvent d'une dégénérescence cancéreuse du corps thyroïde secondaire à une lésion de même nature du côté du testicule.

Nous rappellerons que l'on a voulu faire jouer un rôle important parfois à l'alimentation, au régime, au genre de vie, au climat. Nous avons vu que le

cancer thyroïdien a surtout été observé dans les pays
à goitre : le climat un peu spécial de ces contrées, l'eau
que l'on y boit, ont-ils une influence sur le développement de la tumeur? Cela est possible, mais très
contestable et nous donnerons plus loin une explication
de cette coïncidence, plus plausible à notre avis.

Nous ne trouvons rien de bien intéressant dans les
antécédents personnels de nos malades, un cas de rhumatisme et un cas de syphilis. Cette dernière maladie, dans
le cas qui nous occupe, avait été regardée comme la
cause des accidents observés, et la malade, sans aucune
amélioration d'ailleurs, avait été soumise à un traitement
ioduré intensif. Dans un autre cas il semble que le
système nerveux puisse être mis en cause, nous sommes
disposé cependant à ne voir dans ce fait qu'une pure
coïncidence.

En est-il absolument de même des causes occasion-
nelles locales, en particulier de l'inflammation ou des
lésions chroniques de la glande thyroïde ? Il est légitime
d'admettre que le cancer thyroïdien se développe plus
fréquemment dans un organe déjà malade ou simplement
altéré. Des observations nombreuses sont là pour le
prouver. La forme chirurgicale a surtout été étudiée
dans les pays à goitre, Stromeyer, Lucke, Lebert sont
d'accord pour admettre l'existence fréquente d'un goitre
antérieur. Virchow, Rose signalent très explicitement
la présence de cette affection dans les pays goitreux.

Cette constatation est une raison de plus à donner en
faveur de la fréquence plus grande du Cancer thyroïdien
chez la femme. Dans nos observations quatre fois seulement chez la femme et deux fois chez l'homme le goitre

faisait défaut. Il semble donc bien évident que dans la forme médicale du Cancer thyroïdien, comme dans la forme chirurgicale, la présence du goitre soit pour ainsi dire constante. Nous nous refusons à ne voir dans ce fait qu'une pure coïncidence, nous pensons au contraire, avec Virchow, que sous l'influence d'une cause irritante qui n'eût produit ailleurs qu'une affection simplement inflammatoire, l'irritation a donné naissance à une tumeur dans cet organe préalablement altéré. « Tuméfaction, inflammation et tumeur, dit-il, reconnaissent la même cause, l'irritation varie d'ailleurs dans sa nature suivant qu'elle est produite par une substance chimique particulière, une acrimonie, ainsi que nous le supposons dans les maladies infectieuses, dans les états dyscrasiques, ou suivant qu'elle se rapporte à une cause mécanique. La direction que prend le développement du nouveau tissu à la suite de cette irritation varie à son tour suivant que les tissus sur lesquels porte l'irritation diffèrent notablement les uns des autres, et suivant que la substance irritante exercera une action chimique toute particulière, qui, semblable à l'action du sperme sur l'œuf, communique au tissu irrité des qualités toutes spéciales. »

Presque tous les auteurs sont disposés à admettre la transformation de la lésion chronique en néoplasme malin. Sprenger a retrouvé sur 30 p. 100 des malades atteintes de cancer du sein, des mammites dans leurs antécédents; mais en réalité il est difficile de se rendre compte en clinique de l'instant où se produit la transformation d'une lésion, du moment où elle cesse d'être bénigne et où il convient de lui donner le nom de cancer.

L'anatomie pathologique ne nous a pas encore nettement indiqué le processus suivant lequel se fait cette transformation pour que nous puissions y voir autre chose qu'une coïncidence. Nous n'avions pas le droit d'oublier la moindre particularité clinique dans l'étude d'une affection aussi peu connue, mais nous devons à la vérité de reconnaître que le goître se trouve aussi chez des malades atteints d'une autre variété de cancer. Le Cancer thyroïdien se trouve surtout dans les pays à goître et se développe souvent chez des goîtreux ; que l'altération chronique de la glande favorise son développement. le fait est incontestable, mais elle n'en est pas la cause.

Virchow, tout en ne repoussant pas la possibilité d'un germe pathogène, ne le croit pas indispensable à la compréhension du cancer ; mais les cellules aussi ont le pouvoir d'influencer les phénomènes chimiques des éléments ; elles sécrètent des puissances toxiques, elles peuvent en un mot jouer le rôle d'un microbe pathogène. La façon dont se propagent les tumeurs du type thyroïdien, par continuité et par contiguité, leurs métastases assez spéciales par le sang ou la lymphe pourraient en fournir la preuve manifeste. C'est ainsi que l'on arrive à la doctrine parasitaire du cancer, et à l'idée des greffes cancéreuses.

Mais nous n'avons pas l'intention de discuter ici ces diverses théories ; nous devons reconnaître en somme qu'au seul point de vue de l'étiologie toutes les hypothèses peuvent être soutenues.

Nous ne pouvons pas indiquer la fréquence de la tuberculose chez les ascendants de nos malades ; les renseignements qu'ils ont pu fournir sont trop peu précis à cet égard ; d'après Nunn et Sibley, on rencontrerait cependant la bacillose dans un tiers des cas au moins. Un seul de nos malades présentait des lésions tuberculeuses anciennes aux poumons.

De l'étude de nos observations découle encore ce fait que dans presque tous les cas les ascendants n'ont succombé qu'à un âge assez avancé ; cette remarque a été faite par beaucoup d'auteurs pour d'autres variétés de cancer. Pour notre part, nous n'avons relevé ni chez les ascendants, ni chez les descendants d'autres affections cancéreuses de quelque nature qu'elles soient. L'hérédité cependant a été considérée de tout temps comme exerçant une influence des plus indiscutables sur le développement des néoplasmes en général. « On est forcé d'en admettre la réalité, dit Hallopeau, quand on voit dans certaines familles des néoplasmes de même nature se développer dans les mêmes organes et cela pendant plusieurs générations. »

On est au moins obligé d'admettre avec Hutchinson que si le germe ne se transmet pas de la mère au fœtus comme dans la syphilis par exemple, les ascendants peuvent transmettre aux descendants un état tout spécial de prédisposition aux affections cancéreuses. Aujourd'hui d'ailleurs on tend à reconnaître que cette hérédité est moins fréquente qu'on le dit généralement ; la coïncidence de cette affection chez plusieurs membres d'une même famille ne prouve pas absolument qu'elle se soit transmise par hérédité. Quelques cas cependant ont paru indéniables, tel celui de Broca où sur les vingt-sept membres d'une famille seize auraient été atteints. Rebulet cite quelques cas du même genre très fréquents en Normandie ; mais pour ce dernier, au moins, il semble ne pas tenir grand compte de causes, accessoires si l'on veut, mais sur la valeur desquelles il n'a pas suffisamment insisté.

Si la nature microbienne du cancer était démontrée, l'hérédité ne pourrait s'expliquer que par la transmission aux descendants de la prédisposition à la réceptivité. Il y aurait dans ce cas hérédité d'une sorte de diathèse favorisante ; bien que très différente en fait on peut la rapprocher de l'*influence diathésique* de Verneuil qui ne se manifestera pas forcément sous forme de tumeurs malignes, car cette diathèse peut *indifféremment* produire des tumeurs bénignes ou malignes, les deux mêmes à la fois ; il n'y a pas à proprement parler de diathèse cancéreuse, mais bien une diathèse néoplasique. Avant Verneuil, le cancer avait été considéré par Bazin comme la dernière expression, par Hardy comme la manifestation ultime de la diathèse herpétique. Ce sont les troubles de nutrition qui peuvent expliquer le mécanisme de production des tumeurs ; c'est « quand les variations individuelles dans l'intensité des mutations nutritives, ou dans le mode suivant lequel elles s'accomplissent, sont assez accusées pour sortir des limites de l'état physiologique, quand elles aboutissent à rendre l'individu malade presque fatalement à une certaine époque de sa vie, en faisant éclore chez lui certaines maladies spéciales, ou en imprimant un cachet particulier à l'évolution des maladies accidentelles qui lui surviennent, c'est cette anomalie de la nutrition que l'on caractérise par le nom de diathèse ». Que l'arthritisme donne un tour particulier et tout spécial à l'évolution des tumeurs cela peut être, mais la raison n'est pas suffisante pour en faire la cause ; pourquoi ne pourrait-on pas trouver la moindre trace de cette diathèse avant que le cancer se soit manifesté ? Il semble au moins pour le cancer que l'on ait confondu la diathèse cancéreuse avec la cachexie, la généralisation.

Tout aussi bien l'hérédité s'explique-t-elle si l'on admet, avec M. le professeur Bard, que par un mécanisme de *filiation cellulaire* comparable à celui qui commande l'hérédité des conformations normales ou pathologiques, la cellule qui s'est soustraite à l'influence modificatrice de ses congénères transmet à sa descendance les propriétés spécifiques, toutes mauvaises qu'elles soient, qu'elle a acquises dans son indépendance. .

CHAPITRE III

Il semble évident *a priori* que l'on doive observer dans la forme médicale du Cancer thyroïdien quelques-uns des symptômes de la forme chirurgicale. C'est le même genre de tumeur, l'évolution seule est un peu différente. Cependant la forme médicale est à peine connue et jusqu'à ce jour elle a été considérée en quelque sorte comme une trouvaille d'autopsie. Peut être même est-il permis de croire qu'on l'aurait rencontrée plus souvent si l'on examinait de parti pris le corps thyroïde dans toutes les autopsies, or, à moins d'indications spéciales, cet examen est le plus souvent négligé. D'ailleurs dans deux de nos observations le corps thyroïde n'a pas été examiné et c'est l'étude histologique des tumeurs de généralisation qui a permis de reconnaître le type de la tumeur primitive. Ce qui fait que cette forme est passée inaperçue, c'est que si elle présente quelques-uns des symptômes de la forme chirurgicale, ce sont des symptômes généraux, sur lesquels l'attention du chirurgien n'est pas toujours attirée; les signes locaux dans cette forme étant de beaucoup les plus importants. C'est sur l'étude de ces symptômes généraux que va porter ce chapitre. Nous nous efforcerons de les grouper méthodiquement, de mettre en relief toutes leurs particularités dans l'espoir d'arriver à en faire de véritables signes.

Le plus généralement le malade vient consulter son médecin au sujet de son affaiblissement continuel. Il n'a jamais été malade ; mais à la suite d'une perturbation quelconque, ménopause, violent chagrin, il s'est aperçu qu'il maigrissait et que ses forces diminuaient chaque jour davantage ; il mange cependant bien, avec appétit, ses digestions se font régulièrement. Pressé de questions, il reconnaît que son goître a légèrement augmenté de volume ; il a ressenti à son niveau quelques tiraillements, mais pas de douleurs à proprement parler. Au moment où il a commencé à maigrir il a été pris de douleurs névralgiques qui n'ont pas disparu complètement mais sont actuellement très tolérables.

Le malade se plaint en outre d'être gêné pour respirer, il a de petits accès de suffocation lorsqu'il est couché, mais il peut encore se livrer à un exercice assez violent sans être obligé de s'arrêter pour reprendre haleine. Parfois aussi il ressent quelques palpitations.

En somme, à part l'amaigrissement et la perte des forces qui l'inquiètent, il ne se croit pas très malade. L'examen le plus approfondi ne révèle aucune cause à ces troubles s'il est pratiqué de bonne heure ; s'il est fait à l'hôpital, chez un malade qui a résisté le plus longtemps qu'il lui a été possible, on constate l'existence de tumeurs forcément secondaires sur plusieurs organes à la fois mais on ne peut se rendre compte du point de départ de cette néoplasie. L'état général devient de plus en plus mauvais, la cachexie augmente très rapidement et en

quelques mois le malade succombe, emporté par la généralisation, sans que l'on soit positivement fixé sur la
nature de son mal. A l'autopsie on s'aperçoit le plus
souvent que l'on avait affaire à un Cancer thyroïdien qui
était resté méconnu par suite du peu de symptômes qu'il
produisait du côté du cou.

Voilà brièvement tracée l'histoire du malade atteint de
la forme médicale du Cancer thyroïdien. Reprenons
maintenant chacun de ces symptômes en étudiant leurs
diverses modifications.

Avant toute autre altération de l'organisme, c'est son
affaiblissement qui a frappé le malade ; il peut être tel
qu'il lui est impossible de se livrer au moindre travail,
le plus petit effort musculaire ne lui est plus permis.
Certains malades ne peuvent pas se mettre eux-mêmes
dans leur lit ; à une période un peu plus avancée, la
station assise leur est impossible. Cet affaiblissement
est progressif et augmente avec une rapidité souvent
effrayante selon les sujets. Un malade jusque-là bien
portant commence à s'apercevoir de la diminution de ses
forces au mois de janvier et le mois suivant il est inca-
pable de se livrer à un travail quelconque. La rapidité
n'est pas toujours aussi grande dans l'évolution de l'affaiblissement, tout dépend de l'âge du malade, mais on peut
dire en règle générale qu'il atteint de très bonne heure
un maximum qui ne semble pas exister dans n'importe
quelle autre variété de cancer.

A côté de l'affaiblissement on trouve presque toujours
de l'amaigrissement ; sa marche est en quelque sorte
parallèle à celle de la perte des forces. L'appétit peut
être conservé, mais sans être aussi bon qu'auparavant ;

la digestion se fait bien en général et les fonctions intestinales s'accomplissent régulièrement.

Notons cependant qu'une malade était sujette à de la diarrhée depuis un an. Chez une autre on a remarqué la persistance d'un embonpoint marqué alors que la diminution des forces était poussée au point de lui rendre le moindre effort impossible.

Une place importante doit être réservée parmi les symptômes généraux aux troubles de la fonction respiratoire.

Alors même qu'il n'existe aucune augmentation marquée du volume du cou, en l'absence même de toute hypertrophie du corps thyroïde, on peut poser en règle générale qu'il existe de la dyspnée. Elle peut être excessivement précoce et se trouver même la première manifestation de l'affection débutante. Presque toujours elle a commencé en même temps que l'affaiblissement et son intensité a pu faire négliger ce symptôme.

Parfois elle se traduit par une simple gêne de la respiration ; gêne permanente, le malade est essoufflé et cela en dehors de toute fatigue musculaire. Il arrive souvent que l'effort ne l'augmente pas autant que l'on pourrait s'y attendre, tandis qu'elle devient très fatigante dès que le malade se met au lit. L'oppression est alors continuelle mais sans paroxymes vrais et brusquement elle peut cesser, vers 3 heures du matin, par exemple. Le lendemain elle se reproduira de la même façon. Plus tard, elle deviendra permanente, mais elle reconnaît alors pour cause une lésion définie de l'appareil respiratoire, épanchement ou pneumonie, qui n'est qu'une manifestation de la généralisation. La cause de cette dyspnée est recherchée avec le plus grand soin, mais on ne trouve rien qui puisse l'expliquer : les poumons paraissent sains à l'auscultation ; le goitre, quand il existe, ne peut pas être mis en cause, il ne plonge pas dans la profondeur, le conduit respiratoire n'est ni dévié, ni comprimé. Cette dyspnée s'accompagne très souvent d'une petite toux sèche, se produisant par quintes, mais n'amenant l'expulsion d'aucune sécrétion bronchique. On pourrait croire à une lésion tuberculeuse au début, si l'auscultation la plus attentive ne prouvait l'intégrité de l'appareil respiratoire.

Moins souvent, mais avec une assez grande fréquence cependant, on observe quelques troubles du côté du cœur. Ils se manifestent, en général, par des palpitations que le malade perçoit lui-même ; on peut constater aussi une arythmie légère. Les battements du cœur sont réguliers d'une manière générale, mais ils présentent d'une façon intermittente des salves de deux ou trois pulsations précipitées ; l'énergie des battements, suffisante, est parfois inégale ; on peut noter aussi quelques faux pas. Le pouls est souvent petit et irrégulier, traduisant les troubles de l'organe central. Il est souvent rapide et dans un cas, bien qu'il n'y eût pas de fièvre, il battait toujours dans les environs de 140. Du côté du cœur nous devons signaler des crises douloureuses comparables à celles de l'angine de poitrine, mais nous croyons qu'il faut plutôt les rapprocher des douleurs à forme névralgique et c'est avec elles que nous les décrirons.

L'apyrexie est de règle, toutes réserves faites pour quelques complications. Cependant au début de la maladie certains malades prétendent avoir eu un petit mouvement fébrile ; une malade est très affirmative à cet égard, au commencement de sa maladie, elle aurait été prise, dit-elle, tous les soirs de « fièvre nerveuse », s'accompagnant de céphalée, bourdonnements d'oreille et d'une diminution marquée de l'acuité auditive.

Dans certaines cas, on remarque du côté du système nerveux quelques troubles particuliers. Cette même malade se plaignait, en outre, de vertiges, d'éblouissements ; peu après elle eut des idées délirantes, caractérisées par une envie violente de quitter la maison, de s'enfuir, d'aller se noyer, le tout dominé par la peur de devenir folle ; ajoutons de suite que l'on ne trouva aucune localisation secondaire dans le cerveau lors de l'autopsie; nous faisons cette remarque, parce que nous rapportons aussi l'histoire d'une autre malade qui, sans avoir de troubles psychiques aussi marqués, fut soignée pour une tumeur cérébrale, d'origine syphilitique, supposait-on. Un autre malade était soigné dans un asile pour une maladie de Parkinson depuis de longues années déjà ; il succomba à un Cancer thyroïdien, mais l'observation ne dit pas si la maladie primitive avait été modifiée par la néoplasie.

Les lésions du système nerveux périphérique se manifestent par les douleurs à forme névralgique. Elles sont des plus variées, mais toujours précoces. Leur intensité, leur durée, leur siège sont des plus variables. Fixes, elles se manifestent ici, par une névralgie sus-orbitaire opiniâtre, là, par le point de côté intense d'une pneumonie aiguë ; chez un autre malade il y aura persistance d'une céphalalgie bilatérale ; des douleurs lombaires sourdes mais constantes. Erratiques, elles peuvent avoir pour point de départ le corps thyroïde ou, présenter au niveau de cet organe leur maximum d'intensité, pour ensuite s'irradier de ce foyer principal un peu partout, sans prédominance marquée pour une région quelconque du corps. Ces douleurs sont parfois très intenses et peuvent s'accompagner des manifestations cutanées des véritables névralgies; dans un cas on a trouvé un zona intercostal très net; chez une malade, elles se sont manifestées sous forme de prurit vulvaire sans aucune modification de composition de l'urine. Chez une autre malade, ces douleurs étaient très remarquables, tant par leur mode de production que par l'erreur de diagnostic qu'elles auraient pu faire commettre. Elles débutaient sous forme de fourmillements dans les doigts de la main gauche, remontaient ensuite le long du membre et prenaient une intensité telle, au niveau de la région cardiaque, que la syncope se serait produite si la malade, connaissant la cause de son malaise, n'avait cessé immédiatement le travail manuel auquel elle se livrait ou, chose plus curieuse, la lecture commencée. Les douleurs avaient été très précoces chez elle, c'est à l'âge de quarante ans, au moment de la ménopause, qu'elle les a ressenties pour la première fois, sous forme de cardialgie avec sensation d'une mort imminente. Nous devons ajouter que l'intoxication chronique produite par un long séjour à la manufacture des tabacs n'était sans doute pas étrangère à la production de ces accidents.

En résumé, nous avons trouvé ces douleurs plus ou moins modifiées chez tous les malades qui font le sujet de nos observations. Chez quelques-uns, elles ont persisté jusqu'à la mort, mais chez presque tous elles ont disparu subitement sans aucun traitement.

A une période plus avancée de la maladie, la cachexie s'établit progressivement. A proprement parler ce n'est qu'un degré de plus dans l'amaigrissement.

Le malade est pâle, ses muqueuses sont décolorées ; le teint est parfois terreux ou très légèrement subictérique ; mais il n'est jamais jaune, de ce jaune paille considéré comme pathognomonique de la cachexie cancéreuse. Quelquefois même l'aspect cachectique est à peine accusé et le malade est seulement atteint d'un amaigrissement extrême, le pli cachectique de la peau est à peine marqué. Il est très rare que cette cachexie s'accompagne d'hémorragies, à part celles qui sont dues à la généralisation du cancer primitif dans un viscère comme le poumon ou le rein ; les hémoptysies, les hématuries sont alors la règle.

La cachexie s'accompagne toujours d'œdème des membres indépendamment de toute cause locale qui le pourrait produire. Cet œdème cependant peut être très précoce ; chez la malade dont nous parlions un peu plus haut il avait commencé en même temps que les autres troubles de la santé, mais ce fait est rare ; le plus souvent l'œdème ne se produit qu'à la période cachectique. Il siège le plus souvent aux membres inférieurs, mais pendant les derniers jours de la vie il peut s'accroître et s'installer aux membres supérieurs.

Son étendue est des plus variables ; localisé aux malléoles, à la face antérieure de la jambe où son existence est facilement reconnue, il remonte parfois jusqu'à la racine du membre, allant en décroissant de bas en haut. Il n'est aucunement douloureux, blanc, généralement plus accusé à un membre qu'à l'autre sans prédominance spéciale pour l'un d'eux. Lorsqu'il s'installe aux extrémités supérieures c'est avec les mêmes caractères, il est alors l'indice d'une fin prochaine. Au début de la maladie l'œdème est parfois intermittent, en tout cas il ne s'étend jamais au tronc à moins de complications locales.

Parmi les manifestations morbides plus rares, nous devons noter la dysphagie avec sécheresse de la langue et de la gorge entraînant un grand besoin de boire. La quantité des urines peut aussi être diminuée dans quelques cas. Il y a parfois un peu d'albumine mais seulement à une période avancée de la maladie.

L'examen du sang n'a pas été fait bien souvent. Comme dans les autres manifestations cancéreuses, l'hyperleucocytose témoigne d'un trouble profond et général de l'organisme. Hayem, qui s'est spécialement livré à cette étude chez les divers cancéreux, ne cite qu'un seul cas d'hyperleucocytose en relation directe avec l'évolution à marche rapide d'un cancer du corps thyroïde. L'hyper-leucocytose constatée pendant la vie se chiffrait par 70.000 globules blancs par millimètre cube de sang; l'anémie n'était pas très prononcée, on comptait environ 4.000.000 d'hématies valant à peu près 2.700.000 globules sains, soit une valeur globulaire de 0,67.

« Cet état du sang, dit Hayem dans sa communication, ne peut se rapporter qu'à la lésion thyroïdienne; il n'y avait aucun engorgement ganglionnaire de voisinage; la rate et le foie avaient leur volume normal. Je n'ai pu trouver jusqu'à présent aucun renseignement précis sur les modifications du sang dans les affections du corps thyroïde. Cet organe étant considéré comme une glande vasculaire sanguine, je pense que ses maladies peuvent

probablement retentir sur l'état du sang, à la façon des
maladies de la rate ou des glandes lymphatiques et qu'il
y aurait peut-être lieu d'admettre une *leucémie thyroïdienne*. Je rappellerai, à ce propos, que dans les cas de
goître généralisé, les néoplasies du tissu thyroïdien ont
été trouvées, au grand étonnement des observateurs,
dans la moelle des os. »

Pour terminer ce chapitre de symptomatologie générale ajoutons que jamais on n'a constaté quoi que ce fût qui
ressemblât de près ou de loin à la cachexie strumiprive,
et cela même dans la forme chirurgicale du Cancer thyroïdien, alors que l'on peut admettre que la glande tout
entière a été envahie par le processus néoplasique. Ce fait
peut s'expliquer de deux façons : on peut admettre que
des lobules aberrants du corps thyroïde sont restés sains,
et ceci serait conforme aux idées de quelques physiolo-
gistes actuels qui tendraient à faire jouer à ces lobules un
rôle plus important qu'au corps thyroïde lui-même ; mais
pour nous ce fait s'explique aussi bien par la production
des produits de sécrétion par le cancer lui-même ; produits altérés il est vrai, mais suffisamment analogues à
ceux que sécrète la glande normale pour maintenir
l'organisme dans son état physiologique. Comme preuve
de cette hypothèse nous pouvons citer le cas curieux que
rapporte M. le professeur Bard, d'après un auteur alle-
mand, de cachexie strumiprive, produite à la suite de
l'extirpation totale d'un corps thyroïde cancéreux et
guérie lors de la production d'une tumeur thyroïdienne
secondaire ; la récidive de la cachexie après l'ablation de
ce nouveau cancer et le retour à l'état normal après une
seconde généralisation.

Nous voyons en résumé que la forme médicale du Cancer thyroïdien donne lieu à un certain nombre de signes qui se trouvent d'une façon à peu près constante chez tous les malades. Ces signes, avant la période de cachexie et de généralisation, sont l'affaiblissement et l'amaigrissement progressifs et surtout rapides ; les douleurs à forme névralgique et les troubles cardiaques et respiratoires indépendants de toute lésion organique.

Nous allons exposer dans le chapitre suivant les symptômes locaux et les diverses manifestations secondaires de cette forme de cancer, ce qui nous amènera à parler incidemment des erreurs de diagnostic qu'elle ont fait commettre.

CHAPITRE IV

Les symptômes locaux du Cancer thyroïdien sont ceux
sur lesquels l'attention est tout particulièrement attirée
dans la forme chirurgicale. Nous en retrouvons un certain
nombre dans la forme médicale, mais nous avons déjà
fait remarquer qu'au début de la maladie et quelquefois
jusqu'à la fin, ils étaient masqués en grande partie par les
phénomènes généraux que nous avons décrits dans le
chapitre précédent.

Lorsqu'il existe un goitre l'attention du clinicien est
attirée du côté du cou et c'est là que tout d'abord il
recherche une cause à la dyspnée persistante. Mais nous
avons vu que cette dyspnée existait en dehors de toute
altération primitive de la glande thyroïde et que le goitre
à lui seul ne suffisait pas pour l'expliquer. Il est très rare
d'ailleurs que le corps thyroïde soit notablement augmenté
de volume et quand cette particularité est signalée dans
les observations il s'agit toujours d'un *petit goitre*. Cette
lésion chronique peut être fort ancienne ; chez un malade
le goitre s'était développé à l'âge de vingt ans à la suite
d'un effort, mais chez presque tous les autres la tuméfaction n'était devenue apparente que depuis peu, dix-huit
mois au maximum.

Dans quatre cas le corps thyroïde s'était notablement hypertrophié au moment de la ménopause et dans deux cas seulement la tumeur cancéreuse s'était produite à ce moment.

Ce goître est de volume variable, le plus souvent petit ; la consistance est tantôt ferme, d'une dureté d'os, tantôt moins résistante, permettant de sentir quelques noyaux durs à côté de points nettement ramollis ; ces noyaux sont en général réguliers, arrondis, superficiels ou inclus dans la profondeur de l'organe ; il peut n'en exister qu'un seul assez volumineux ; lorsqu'il y en a plusieurs ils sont séparés par des portions de parenchyme ramolli et l'impression que l'on éprouve est celle d'une masse unique irrégulière dans sa forme et sa consistance.

Cette tumeur siège indifféremment dans un des lobes du corps thyroïde sans avoir de préférence spéciale pour l'un d'eux. Contrairement à l'opinion de quelques auteurs, on l'a vu débuter par l'isthme. Lorsqu'il existe des lobules aberrants de l'organe on a pu les confondre avec des ganglions lymphatiques enflammés ; ces lobules sont quelquefois atteints par la dégénérescence secondaire, mais jamais, à notre souvenir, la tumeur cancéreuse ne s'y est développée primitivement. Dans une de nos observations, la tumeur était très petite et on la faisait siéger dans un ganglion rétro-sternal ; à l'autopsie on dut se rendre compte qu'elle était bien située dans le corps thyroïde abaissé. Quels que soient le volume et le degré de ramollissement de l'organe altéré on n'a jamais noté d'adhérences à la peau, celle-ci est parfois légèrement œdématiée et les veines de la région un peu turgescentes.

La palpation provoque quand elle est très forte une

douleur sourde, mais toujours peu intense. Nous avons vu dans le précédent chapitre que le corps thyroïde pouvait être le foyer des douleurs erratiques, mais ce fait est assez rare.

Beaucoup d'auteurs prétendent que même dans la forme chirurgicale ils n'avaient jamais rencontré les ganglions de la région cervicale engorgés. Dans presque toutes nos observations nous trouvons signalée la présence d'un ou plusieurs ganglions appréciables dans le voisinage de la tumeur, et si nous faisons une restriction c'est pour les cas dans lesquels les ganglions voisins étaient eux-mêmes atteints par la néoplasie. Nous dirons donc, d'accord sur ce point avec Orcel, que dans tous les cas il se produit une réaction précoce du système ganglionnaire.

Au moment où se produisent les noyaux secondaires, il est de toute évidence que les ganglions lymphatiques qui se rattachent aux organes altérés sont engorgés. Quelquefois il est difficile de savoir si l'on se trouve en présence de ganglions ou de tumeurs secondaires développées dans la peau, lorsque ces tumeurs siègent dans les régions ganglionnaires. C'est ainsi que dans deux cas, la généralisation s'était tout d'abord manifestée par la présence de tumeurs de faible volume, dures, arrondies, adhérentes à la peau amincie et violacée à ce niveau. Ce ne fut qu'à l'autopsie que l'on put différencier certaines de ces tumeurs des ganglions voisins; le diagnostic n'avait d'ailleurs pas d'autre importance. Signalons en passant une particularité curieuse à propos des altérations du système lymphatique. Il s'agit d'un malade chez lequel la localisation secondaire s'était surtout faite au système lymphatique de la peau de l'abdomen et de la face antérieure des cuisses, sans qu'il y eût de ganglions appréciables au niveau des plis inguinaux.

Dans les symptômes généraux et y tenant une des premières places, nous avons signalé la fréquence de la dyspnée. Elle peut relever également de la compression locale de la trachée, mais ce fait est rare dans la forme médicale, l'oppression dans ce cas est due le plus souvent à d'autres causes. Qu'une masse néoplasique secondaire envahisse le médiastin, qu'elle enserre dans son tissu l'un des pneumogastriques et la dyspnée, l'aphonie, les vomissements, les phénomènes cardiaques trouvent une explication très naturelle. Dans une de nos observations, relative à un homme antérieurement atteint de maladie de |Parkinson, on avait observé ces divers troubles. Dominé par l'idée d'une maladie du système nerveux, l'on s'était demandé s'il n'existait pas de lésions centrales dans les noyaux d'origine des pneumogastriques. Ces phénomènes étaient dus, on le vit à l'autopsie, à la compression du récurrent gauche, englobé dans une masse ganglionnaire dépendant d'une tumeur du corps thyroïde.

Chez une autre malade il y avait outre la dyspnée des vomissements presque continuels et l'auteur conclut en disant que l'on est en droit d'expliquer les symptômes constatés pendant la vie par la lésion pathologique qui a réalisé les conditions d'une ligature portant sur les deux troncs des pneumogastriques, à l'origine et au-dessous des récurrents.

La dyspnée peut aussi être due à la présence d'un noyau secondaire dans le poumon ou dans la plèvre: la lésion thoracique ajoute dans ce cas à la dyspnée primitive

celle qui lui revient en propre. S'il siége dans le parenchyme pulmonaire, le noyau néoplasique secondaire peut
donner un certain nombre des signes de la pneumonie,
par exemple, s'il s'est développé dans le tiers moyen du
poumon. Mais dans ce cas le diagnostic d'une pneumonie
franche, d'une broncho-pneumonie, ne peut être catégo-
riquement affirmé: si l'on observe toujours de la matité,
de l'augmentation des vibrations thoraciques, de l'affaiblissement ou de la disparition du murmure vésiculaire,
du souffle rude, des modifications de la voix, des crachats
visqueux semblables à une solution de gomme, il y aura
toujours quelque signe capital, comme le point de côté,
les râles, la fièvre, qui fera défaut. Si la tumeur secondaire siège au sommet, elle peut fournir un certain
nombre de symptômes propres aux lésions tuberculeuses.
C'est le diagnostic qui aurait été porté chez une de nos
malades, si une opération sur un Cancer thyroïdien
n'avait révélé la véritable nature de son mal. Chez elle
d'ailleurs cette opération, qui était urgente nous devons
le reconnaître, a été le coup de fouet donné à la néoplasie.
La première manifestation de la généralisation s'est
produite au poumon et avait donné lieu à une dyspnée et
une toux persistantes, à de l'amaigrissement et surtout
à l'expectoration de crachats sanglants. Lorsqu'ils se
développent sur la plèvre, les noyaux secondaires se
manifestent par un épanchement avec tous les signes qui
lui sont propres. Cet épanchement est souvent hématique; le diagnostic de pleurésie est facile à affirmer mais
l'allure générale de la maladie ne permet pas d'en faire
avec précision le diagnostic étiologique.

Les troubles du côté du cœur relèvent très vraisemblablement des lésions du pneumogastrique. Ils se traduisent par de l'arythmie, des palpitations, parfois des douleurs simulant l'angine de poitrine. Nous en avons suffisamment parlé dans le chapitre précédent, il est inutile d'y revenir; dans les autopsies on n'a jamais trouvé de lésions secondaires dans le myocarde.

Les troubles du système digestif peuvent tenir également aux altérations du pneumogastrique.

Nous avons parlé des vomissements un peu plus haut. Ajoutons ici qu'il ne semble pas y avoir de dégoût marqué pour certains aliments; au contraire, l'appétit est généralement satisfaisant.

Dans un seul cas, on a noté une intolérance absolue de l'estomac d'abord pour les aliments solides, puis pour les liquides, et cela, toujours sans lésions secondaires du côté de l'œsophage ou de l'estomac. Cet envahissement par le processus néoplasique se voit fréquemment dans la forme chirurgicale ; nous ne l'avons jamais retrouvé dans la forme médicale.

Du côté du péritoine, on a trouvé quelquefois des masses néoplasiques, principalement développées du côté pariétal ou dans l'épaisseur du grand épiploon. Dans un cas, ces masses englobaient le pancréas, la rate, le rein et les gros troncs iliaques. Nous n'avons trouvé l'ascite dans aucun cas d'une façon suffisamment nette pour l'expliquer par ces productions péritonéales.

Le foie est un des organes dans lesquels la généralisation se fait toujours ou presque toujours. Mais il est rare que la durée de l'affection soit assez longue pour que l'on puisse constater les signes bien nets du cancer de cet organe.

Pour le rein, l'évolution en général plus rapide du noyau secondaire prête facilement à la confusion avec le cancer primitif de cet organe. La tuméfaction facilement appréciable, la douleur persistante, les troubles de l'urine et surtout les hématuries rendent le diagnostic impossible.

Le plus souvent, les organes génitaux sont indemnes.

La présence de noyaux secondaires peut se manifester dans le cerveau par des troubles propres aux tumeurs de l'organe. Nous ne reviendrons pas sur les troubles psychiques que l'on a pu observer. Rien ne peut faire supposer la nature de la tumeur et le plus souvent elle est confondue et traitée pour une tumeur syphilitique ; une de nos observations est très catégorique à cet égard.

Du côté de la peau on a noté des altérations assez curieuses en dehors de la coloration relevant de la cachexie. Dans un cas la malade présentait sur le dos des mains un aspect ichthyosique très net, limité aux parties découvertes et qu'elle attribuait à l'action du soleil. Elle avait été pendant assez longtemps à la campagne, mais ne s'était pendant son séjour livrée à aucun travail manuel. Dans un autre cas une altération analogue siégeait aux pieds et à la face antérieure des jambes. Nous avons relaté plus haut la présence dans l'épaisseur de la peau de petites tumeurs secondaires, nous n'y reviendrons pas. Dans l'avant-dernière de nos observations les manifestations cutanées se sont produites du côté du système lymphatique de la peau. Il s'agissait d'un malade de trente-sept ans ; l'affection a débuté au niveau des plis inguinaux par une plaque violacée et indurée de la peau, sans douleur. Peu à peu cette plaque s'est étendue du côté du tronc et de la cuisse : elle était limitée par un bourrelet très net du côté de la peau saine ; il existait quelques ilots séparés du côté où se produisait l'extension. Les parties primitivement atteintes reprenaient à la longue leur aspect normal sauf une très légère induration.

Parmi les localisations plus rares, M. Pic rapporte une observation qu'il croit être la première en son genre, d'une tumeur musculaire thyroïdienne de la jambe avec Cancer thyroïdien concomitant.

Dans une de nos observations nous trouvons un noyau secondaire développé dans le sein.

Du côté du système osseux la généralisation est, de l'avis de tous les auteurs, très fréquente. Dans une de nos observations les masses néoplasiques secondaires siégeaient au niveau d'une fracture qui ne se consolidait pas, et une autre en avant du sacrum. Le défaut de conso· lidation était certainement dû à la présence du néoplasme et peut-être aussi à sa sécrétion ; l'administration expéri- mentale et systématique de corps thyroïde en cas de fracture n'a d'ailleurs pas donné jusqu'à présent de résul- tats bien concluants.

Nous terminerons ce chapitre en citant une particularité assez intéressante à propos des cancers secondaires des os. M. Jaboulay a observé deux cas de noyaux secondaires développés dans les os du crâne et la poignée du sternum, ils étaient très vasculaires et animés de pulsations. La dyspnée et le cornage produits par le néoplasme de la thyroïde l'avaient poussé à mettre à l'air la tumeur pour dégager la trachée et amener un soulagement qui ne pouvait être que transitoire. Or, les noyaux secondaires furent influencés par cette opération mais d'une manière inverse de la manière habituelle des noyaux cancéreux qui grossissent et progressent alors comme excités par un véritable coup de fouet; ils diminuèrent de volume et s'affaissèrent au point que le chirurgien se crut en présence d'un goître métastatique, jusqu'au jour où une poussée de généralisation pulmonaire vint, dans les deux cas, donner la preuve anatomique qu'il s'agissait bien d'un néoplasme thyroïdien généralisé aux os puis aux poumons.

CHAPITRE V

De l'étude à laquelle nous nous sommes livré, dans les deux chapitres précédents, il résulte que le diagnostic de la forme médicale du Cancer thyroïdien n'a jamais été porté avec certitude.

Dans quelques-unes de nos observations il se trouve avoir été porté parfois, mais avec une restriction le plus souvent : en tous cas il ne l'a été qu'au moment où la généralisation s'était déjà manifestée d'une manière quelconque.

Lorsque l'on ne perçoit rien du côté du cou il est très difficile de faire le diagnostic de la lésion primitive. Le ferait-on qu'il n'aurait qu'un intérêt purement clinique car à ce moment la généralisation est par trop accentuée pour que l'on puisse songer à une intervention chirurgicale. A la fin du chapitre précédent nous avons relaté les cas curieux de M. Jaboulay où le traitement chirurgical a eu un si heureux effet sur les lésions osseuses secondaires. Le cas est unique, croyons-nous, et comme de toute façon la généralisation s'est reproduite aux poumons nous ne sommes pas porté à encourager une telle conduite. L'intervention chirurgicale pratiquée par le même chirurgien dans un cas que nous rapportons également semble au contraire avoir influencé la marche de la néoplasie à la manière habituelle, car huit jours seulement après l'opération la malade commençait à cracher le sang.

Le traitement sera donc purement palliatif et symptomatique. Le pronostic toujours fatal, les multiples noyaux secondaires amenant la mort au bout de très peu de temps; dix-huit mois et trois mois sont les deux termes extrêmes de la survie possible.

Comment peuvent s'expliquer la rapidité dans l'évolution des tumeurs secondaires, la lenteur relative de la marche de la tumeur primitive ? Nous ne parlerons pas de la théorie de Conheim qui expliquait la malignité par la façon dont les tissus environnant la tumeur se comportent à son égard. Cette idée d'ailleurs est contraire aux faits universellement admis. Les lésions constatées dans les tissus voisins des tumeurs sont des modifications purement réactionnelles dues à l'irritation qu'entretient la tumeur. Celle-ci évolue pour son propre compte, elle s'accroît d'elle-même sans que l'on voie jamais le parenchyme voisin se transformer en cancer. Jamais non plus il n'y a retour de ce tissu adulte à l'état embryonnaire, jamais il ne peut se différencier à nouveau dans un sens différent de sa première différenciation comme l'admet Ranvier.

Nous ne chercherons pas non plus à expliquer cette malignité par la présence de parasites. Malgré les recherches nombreuses de Duplay et de ses élèves, la théorie microbienne ne repose sur aucun fait parfaitement démontré; elle a été remplacée depuis par la théorie psorospermique. Les preuves que l'on a produites en faveur de cette dernière sont encore trop peu nombreuses et Cornil et Pillet ont tout particulièrement insisté sur les fausses apparences de coccidies données par des cellules en voie de division ou de dégénérescence pour que l'esprit soit pleinement convaincu. Loin de nous la pensée de nier la présence de nombreux parasites sur les tumeurs ulcérées ; nous reconnaissons qu'ils modifient certainement l'allure générale du néoplasme, qu'ils accélèrent sa marche et déterminent des modifications importantes au point de vue de l'intégrité et de la résistance de l'organisme, mais ils ne produisent en somme que des infections secondaires, de véritables « maladies des tumeurs » selon l'heureuse expression de M. le professeur Bard. La théorie parasitaire a eu cependant le mérite de provoquer un grand nombre de recherches et de ruiner la théorie diathésique.

Pour nous c'est la cellule cancéreuse elle-même, condition nécessaire du nodule secondaire et facteur unique de l'accroissement de la tumeur primitive, qui est l'élément infectieux. Les conditions spéciales dans lesquelles se trouve la cellule thyroïdienne dans le corps thyroïde se retrouvent en partie dans les tissus nouveaux où se développent les noyaux secondaires. La glande thyroïde est un organe éminemment vasculaire ; or le poumon, le foie, le rein, la moelle des os peuvent passer pour ceux qui sont le plus irrigués, et c'est dans ces organes que se produit le plus fréquemment la généralisation cancéreuse thyroïdienne ; le développement du noyau secondaire y est même beaucoup plus intense que celui du noyau primitif. Cela tient évidemment aux conditions spéciales d'irrigation du tissu qui sert de substratum à la cellule émigrée. Le sang du foie, celui du rein contiennent certainement des principes d'une tout autre nature que le sang nouvellement oxygéné qui arrive directement à la thyroïde. Mais nous ne faisons pas de ces différences de qualité la cause même de la généralisation dans ces organes. Ces modifications qualitatives du sang, veineux dans un cas, artériel dans les autres, n'ont qu'une importance secondaire; elles pourraient même faire paraître contradictoires les généralisations au poumon ou à la moelle osseuse. Ce qui importe, nous semble-t-il. c'est la quantité même de sang, abondance de tissu sanguin qui place la cellule néoplasique émigrée dans les mêmes conditions de vitalité que dans l'organe où elle a pris naissance.

Pour cette raison déjà on comprend que la cellule émigrée puisse se multiplier avec une grande intensité; mais il en est une autre dont l'importance n'est pas moindre. Dans le corps thyroïde, nous l'avons vu, le noyau cancéreux est toujours de petit volume; on peut admettre que les éléments cellulaires de la thyroïde, dont l'influence modératrice s'est trouvée un jour en défaut au point de permettre l'évolution d'une cellule déviée de son type normal, se sont repris en quelque sorte; s'ils n'ont pas pu empêcher cette cellule rebelle de se développer et de transmettre à sa descendance le caractère atypique qu'elle avait acquis, ils n'ont point cependant perdu tout pouvoir modérateur sur leur marche ultérieure. C'est ainsi que l'accroissement sera lent tant qu'une cause extérieure n'en viendra pas accélérer la rapidité en atténuant encore cette *induction vitale* qui maintenait le *statu quo*. En dehors du corps thyroïde, au contraire, la cellule cancéreuse trouve un terrain

propice à son accroissement et elle échappe complètement à l'influence des éléments thyroïdiens normaux,
rien ne pourra plus l'empêcher de proliférer à l'excès et
d'atteindre rapidement des proportions exagérées. Que
ce soit le corps thyroïde qui ait perdu quelque chose de
son pouvoir modérateur ou que ce soit la cellule nouvelle qui ait perdu la faculté de le recevoir, le résultat
est le même.

Cette cellule cancéreuse, bien que déviée de son type
normal, n'en a pas moins conservé quelques-unes des
propriétés de ses congénères. On peut même dire qu'elle
les possède toutes, mais seulement ces propriétés sont
exagérées, déviées de leur type normal comme la cellule
elle-même. Comme preuves de ce fait, nous pouvons
citer presque tous les phénomènes généraux observés
dans cette variété de tumeur. C'est l'affaiblissement,
c'est l'amaigrissement, plutôt que la cachexie vraie,
produits par la présence en quantité anormale dans
l'organisme de suc thyroïdien. C'est aussi ce fait que
jamais on n'a observé la cachexie strumiprive, même
dans les formes chirurgicales alors que l'on est en droit
de supposer la glande entière complètement dégénérée.

C'est aussi ce fait curieux de myxœdème opératoire,
rapporté par M. le Professeur Bard, deux fois reproduit
et deux fois guéri par la généralisation de la tumeur
thyroïdienne. Cet ensemble de faits paraît bien démon-
trer que les propriétés nouvelles acquises par les cellules
cancéreuses ne les ont point empêchées de conserver,
altérées sans doute, mais suffisantes encore pour l'intégrité relative de l'organisme, les propriétés héréditaires
des cellules normales. L'exagération de ces propriétés

se manifeste encore par cette dyspnée. ces troubles cardiaques auxquels il est matériellement impossible d'attribuer une origine mécanique. Les troubles de la pigmentation de la peau prouvent encore que la prolifération cellulaire exagérée n'a produit qu'une augmentation des sécrétions, augmentation qui se retrouve dans d'autres altérations de la glande.

Pour toutes ces raisons nous n'hésitons pas à admettre la fixité spécifique du type cellulaire dans ces tumeurs thyroïdiennes, partant dans toutes les tumeurs. Il serait absolument contraire aux faits cliniques, indéniables, de prétendre qu'une cellule quelconque puisse *indifféremment* donner lieu ici à une tumeur thyroïdienne, à caractères si spéciaux, ailleurs à une autre variété de cancer. « Ce serait admettre qu'en fait de prolifération cellulaire tout est en tout et tout peut provenir d'autre chose. »

OBSERVATIONS

Les observations qui suivent peuvent être divisées en deux groupes. Dans le premier nous avons réuni en les résumant toutes les observations qui ont déjà paru dans la littérature médicale, quelques-unes ont été empruntées aux thèses d'Orcel et de Bertrand.

Dans le second groupe nous avons placé les observations que nous a obligeamment fournies M. le professeur Bard.

Nous devons notre dernière observation à l'obligeance de M. le Dr Mouisset, médecin des hôpitaux de Lyon.

Toutes les observations du second groupe sont inédites.

OBSERVATION I (résumée)

DOLLÉRIS (in *Bulletin de la Société de chirurgie*, 1876)

B... G. âgé de cinquante-cinq ans, a des symptômes de paralysie agitante depuis 1862. Admis dans le service de Bouchard à Bicêtre, on constate outre les signes ordinaires de cette affection une aphonie absolue qu'il fait dater de six mois et qui se serait produite brusquement après quelques troubles de la phonation, raucité de la voix, faiblesse et discordance des sons. En présence de ces symptômes, on peut se demander s'il n'existait pas de lésions centrales dans l'origine des pneumogastriques, opinion que paraissaient accréditer l'état dyspnéique habituel du malade, les troubles cardiaques qui se montraient parfois, palpitations, irrégularités, etc.

La mort est survenue, au milieu d'une cachexie arrivée à son dernier terme, le 16 mars 1876, moins de deux mois après l'entrée du malade dans le service.

L'autopsie a fait découvrir une lésion coïncidant parfaitement avec le symptôme aphonie qui avait vivement excité notre intérêt pendant la vie et que, en présence de la paralysie agitante, affection primordiale, nous n'avions pas songé à rattacher à une cause locale. Le récurrent gauche était complètement englobé dans une masse ganglionnaire faisant corps avec un sarcome fibreux qui avait son origine dans l'isthme et le lobe gauche du corps thyroïde. Cette tumeur avait également pénétré dans la trachée et s'était propagée à la veine thyroïdienne correspondante, la distendant énormément.

OBSERVATION II (résumée)

Geffrier

L...., ménagère, soixante-dix-huit ans, entrée le 15 janvier 1880 à Laënnec. Elle avait fait un stage quinze mois auparavant à la Charité. Elle souffrait depuis longtemps d'oppression survenant par crises nocturnes ; elle commençait à étouffer en se mettant au lit et la crise ne se terminait que vers trois heures du matin ; cette crise se reproduisait presque toutes les nuits.

A son entrée à la Charité, elle présentait, dit-elle, de la fièvre, de la toux avec persistance de la dyspnée ; il lui survint en outre un point névralgique intercostal gauche et une névralgie sus-orbitaire droite.

A son arrivée dans le service, elle présente à peu près les mêmes symptômes. Pas de température, mais pouls rapide ; elle tousse et crache, l'expectoration est spumeuse.

Elle se plaint d'un point névralgique au-dessous et en dehors du sein gauche. La poitrine est très amaigrie, d'une sonorité exagérée. Quelques râles de bronchite, affaiblissement du murmure vésiculaire en plusieurs points ; il est nul aux bases qui présentent une sonorité exagérée.

Au bout de plusiéurs jours, la température remonte à 39°, les crachats deviennent visqueux, comparables à une solution de gomme, le point de côté persiste ; il y a des vomissements ; malgré ces signes, on ne peut trouver dans la poitrine les preuves évidentes d'une pneumonie. Pendant les fortes inspirations on entend à gauche, en arrière, quelques râles fins.

Douleurs articulaires dans les genoux.

Au bout de cinq ou six jours la fièvre tombe, mais le pouls reste très fréquent et dépasse plusieurs fois 110. La dypsnée est permanente, elle augmente la nuit ; les points de côté persistent.

Les vomissements deviennent plus fréquents ; la malade refuse toute nourriture dans la crainte de les provoquer. Les aliments liquides ne sont bientôt plus tolérés.

Le 10 mars, en recherchant la cause de ces symptômes, on remarque une tumeur située derrière la fourchette sternale qu'elle déborde en haut de plusieurs centimètres sur la ligne médiane. Elle dépasse un peu le diamètre d'un œuf de pigeon ; par sa forme, sa consistance, elle semble être un ganglion lymphatique dégénéré. *Elle est située trop bas pour appartenir au corps thyroïde.*

Cette tumeur n'est pas douloureuse à la pression modérée : il y a cependant un peu d'hyperesthésie au côté droit de la fourchette sternale.

13 mars. — Même état ; la tumeur légèrement augmentée de volume est douloureuse.

La mort survient le 26 mars, par suite des progrès de la cachexie, avec persistance de tous les symptômes signalés ci-dessus.

Autopsie. — La peau, d'une coloration brune uniforme, est comme enfumée. La plupart des organes sont le siège d'une atrophie sénile très prononcée...

La tumeur du cou, du volume d'un œuf de dinde, atteint par sa pointe inférieure la crosse de l'aorte. Elle appartient au corps thyroïde et plus particulièrement à son lobe gauche. Le corps thyroïde est abaissé en totalité. Le lobe droit, de grosseur normale, est rejeté sur le lobe gauche hypertrophié occupant la ligne médiane. Cette tumeur est uniformément résistante et présente à sa surface une ébauche de lobulation.

Sur une coupe verticale, à l'œil nu, on voit un tissu lardacé, fongueux, assez mou par places et traversé par des tractus conjonctifs. En quelques points il est coloré en rouge sombre, sans qu'il y ait d'épanchement sanguin.

L'examen histologique rapide a montré quelques éléments épithéliaux pénétrant en plusieurs points entre les faisceaux conjonctifs.

En résumé, on est en droit d'expliquer les symptômes constatés pendant la vie par cette lésion pathologique qui a réalisé les conditions d'une ligature sur les troncs des deux pneumogastriques au niveau et au-dessous de l'origine du récurrent.

OBSERVATION III (résumée)

Mayor (*Bulletin de la Société d'anatomie*, 1881)

Dans le courant de 1880 entra dans le service du Dr Siredey, à Lariboisière, une femme d'une cinquantaine d'années, qui présentait des phénomènes nerveux attribués à l'existence probable d'une tumeur cérébrale et comme la malade semblait avoir eu autrefois des accidents syphilitiques on institua un traitement spécifique, d'ailleurs sans résultats.

D'autre part, la malade possédait une tumeur thyroïdienne de la grosseur du poing, dure, bien limitée, mobile, qui remontait à plusieurs années, disait-elle. En 1881, cette malade mourut après une sorte d'accès apoplectiforme.

A l'autopsie, les trois organes qui parurent présenter quelques altérations furent le cerveau, le poumon et le corps thyroïde.

Ce dernier formait une tumeur nettement limitée, facilement énucléable, n'ayant nullement entraîné la dégénérescence des ganglions voisins et qui, ouverte, se montrait constituée en majeure partie par des noyaux caséeux volumineux, confluents ou séparés seulement par des travées fibreuses.

Dans le poumon, nodules de volume variable.

Enfin dans le lobe sphénoïdal droit, au voisinage de la selle thurcique, tumeur avec foyers hémorragiques, lesquels l'altéraient à tel point qu'il était impossible d'en déterminer le volume exact, car ces foyers avaient pénétré de là dans le tissu cérébral; l'un d'eux s'était ouvert dans le ventricule latéral correspondant et avait formé une hémorragie ventriculaire qui expliquait facilement la mort.

L'examen histologique a montré qu'il s'agissait d'un néoplasme primitif de la glande thyroïde ayant donné lieu par la suite à la formation de nodules secondaires cérébraux et pulmonaires.

OBSERVATION IV (résumée)
Gireaudeau (*Revue de médecine*, 1884)

C. B..., soixante et un ans, entre le 14 avril 1883 dans le service de Hallopeau à l'hôpital Saint-Antoine.

Excellente santé antérieure. Au mois de janvier 1883, il s'aperçut qu'il maigrissait, il perdit peu à peu l'appétit et dut à cause de sa faiblesse interrompre son travail, en février.

Quelques jours après, il fut pris de frissons qui se répétèrent pendant plusieurs jours, il toussait et finalement dut garder la chambre à cause de l'essoufflement qu'il éprouvait au moindre effort.

A son entrée il était très amaigri, la face pâle, légèrement cyanosée; la respiration courte, superficielle, l'obligeait à s'interrompre fréquemment quand il parlait. Pouls petit, dépressible, mais régulier et sans augmentation de vitesse.

Voussure notable de la poitrine du côté droit; matité complète en arrière de ce côté; en avant souffle amphorique dont le maximum se trouvait au-dessous de la clavicule droite et en arrière dans la moitié supérieure du côté droit. Vibrations thoraciques abolies. Le foie débordait de trois travers de doigt les fausses côtes. Tous ces signes permettaient de conclure à un épanchement pleural abondant. Bruits du cœur sourds, mal frappés mais sans souffle.

Au niveau de la partie antérieure du cou, le malade accusait une douleur continue, remontant environ à six mois. A ce niveau hypertrophie générale mais *très peu prononcée* du corps thyroïde, dont la consistance était notablement accrue.

Appétit nul; urines peu abondantes, contenant de l'albumine; température 38·4.

Le 15, même état. On fait une ponction de 800 grammes de liquide séreux, coloré en rose par des hématies. A la suite la sonorité et le murmure vésiculaire reparaissent à la partie supérieure du thorax. A la base mêmes signes que la veille, pectoriloquie aphone plus marquée cependant.

Le 17, frisson violent; la température a atteint 40°; le liquide s'est reproduit.

Le 18, abattement plus prononcé, coma et mort dans l'après-midi.

Autopsie. — La plèvre droite renferme trois litres de liquide, le poumon est refoulé contre la colonne vertébrale. La plèvre au niveau de son cul-de-sac inférieur atteint jusqu'à un centimètre d'épaisseur. Sa surface libre présente de nombreuses granulations du volume d'un grain de millet, d'une coloration blanche uniforme à la coupe.

Le poumon gauche est adhérent dans toute son étendue.

Le corps thyroïde ne présente pas d'adhérences avec la peau, hypertrophie générale d'un tiers environ. Il est grisâtre, de consistance notablement accrue. A la coupe on voit que son tissu est transformé en une matière blanchâtre, lisse, rappelant l'aspect de certains squirrhes du sein mais offrant moins de dureté que ceux-ci. La dégénérescence a envahi la totalité de la glande sauf la partie postérieure du lobe droit; la transition avec les parties saines est brusque.

Les amygdales, le pharynx et le larynx sont sains.

Les ganglions cervicaux ne sont pas hypertrophiés dans leur ensemble, cependant de chaque côté du corps thyroïde on en trouve un ou deux également dégénérés.

Le foie contient au niveau de ses deux faces plusieurs petits noyaux bien circonscrits et d'un gris jaunâtre.

Les deux reins présentent de nombreux noyaux analogues mais beaucoup plus volumineux.

L'examen histologique a montré dans le corps thyroïde les follicules comblés par de grosses cellules à noyaux volumineux. En certains points ces cellules se présentent sous forme de bourgeons oblitérant en partie le follicule.

Indépendamment des cellules embryonnaires qui sont interposées au milieu des travées conjonctives se trouvent de pseudo-tubes coupés sous diverses incidences, quelques-uns anastomosés entre eux et tapissés de cellules cubiques.

La plèvre semble formée de trois couches superposées : la plus externe de faisceaux conjonctifs et tissu élastique ; la couche moyenne contient quelques tubes à cellules épithélioïdes ; la couche interne uniquement constituée de cellules embryonnaires.

Les nodules du foie sont presque uniquement composés de tubes étouffant les cellules hépatiques.

Les ganglions cervicaux dégénérés présentent la même structure.

OBSERVATION V (résumée).
(in thèse ORCEL).

V ..Jeanne, cinquante-sept ans, ménagère demeurant à Saint-Germain-Laval, entrée le 14 novembre 1887, dans le service de M. Tripier.

Pas de renseignements sur les antécédents héréditaires.

Bonne santé habituelle sauf depuis deux ans. Pas de maladies antérieures. Trois enfants ; deux morts en bas âge.

Depuis dix-huit mois environ altération de la santé, amaigrissement considérable, perte de l'appétit. Douleurs très vives qui après avoir été erratiques se seraient localisées dans l'abdomen et surtout dans la fosse iliaque droite. Modification du caractère.

La malade entre pour une fracture de cuisse datant du 7 novembre 1887 ; en descendant un escalier, elle fit un faux pas et tomba de sa hauteur. La solution de continuité siège à l'union des deux cinquièmes supérieurs avec les trois cinquièmes inférieurs. Quoique l'on ne soit qu'au huitième jour, on sent déjà au niveau du trait de fracture une masse dure volumineuse. Mobilité anormale et crépitation ; douleurs assez vives, impotence fonctionnelle absolue.

État général mauvais, cachexie assez marquée. Le ballonnement abdominal disparaît après un cathétérisme vésical. La palpation, douloureuse, ne révèle pas de tumeur. OEdème de la paroi abdominale.

Rien de particulier aux autres organes. *Goître parenchymateux* du volume d'un œuf.

La malade meurt dans la nuit du 1er décembre.

Autopsie. — Pleurésie ancienne et adhérences à gauche ; à droite, cicatrice au sommet.

Rien de particulier aux différents viscères.

Sur la moitié droite du sacrum, on sent une tuméfaction du volume d'un œuf, ses caractères macroscopiques ne présentent rien de spécial.

Au siège de la fracture, pas de commencement de consolidation ; diminution d'épaisseur de la portion diaphysaire à ce niveau.

Le cerveau n'a pas été examiné. Le corps thyroïde a été oublié.

L'examen histologique a permis de reconnaître dans la tumeur présacrée une tumeur du type thyroïdien d'une malignité moyenne.

Dans la tumeur développée au foyer de la fracture, on constate à côté des vestiges du tissu osseux, des cavités closes contenant de la matière colloïde thyroïdienne et par places des tube pleins du même type.

OBSERVATION VI (résumée)

(N° 698 de la collection de M. le Professeur BARD, in thèse ORCEL).

B..., Jeanne, soixante-quatre ans, dévideuse, née à Trévoux, entrée le 10 février 1888, à Sainte-Marie, hôpital Saint-Pothin.

Rien d'intéressant à noter dans les antécédents héréditaires. Personnellement, santé délicate, troubles gastriques ; traitée en 1887 pour dyspepsie.

L'affection actuelle a débuté il y a un mois, elle est surtout caractérisée par un certain nombre de tumeurs disséminées sur l'abdomen. La plus volumineuse et la première en date siège au-dessous de l'arcade crurale à droite et très près du pubis ; elle atteint le volume d'un œuf de poule. Trois autres tumeurs du volume d'une noix sont situées à gauche au-dessous de l'ombilic. Ces tumeurs se signalent à la vue par une légère coloration violette. Deux autres plus petites commencent à naître l'une à droite de l'ombilic, l'autre au-dessus de l'arcade crurale gauche dans une position à peu près symétrique à la première.

Depuis l'apparition de ces tumeurs le manque d'appétit et une grande faiblesse sont survenus peu à peu. Au bout d'une semaine les urines sont tombées, au dire de la malade, à 200 ou 300 grammes par jour. Pas d'envies fréquentes d'uriner, pas de souffrance en urinant, pas de pertes blanches ; mais depuis ce moment sensation continuelle de cuisson à la vulve.

Le ventre est ballonné et douloureux surtout dans les deux hypochondres ; pas d'ascite. Rien au foie et à la rate ; pas de tumeur sensible à la palpation.

Le toucher vaginal est douloureux, le col est abaissé, le corps paraît augmenté de volume, mais sans tumeur faisant saillie.

Nulle part de ganglions.

La malade porte depuis l'enfance un goître qui est toujours allé en grossisssant jusqu'à il y a dix ans. Depuis un mois il a un peu augmenté de volume, il n'est pas douloureux, son lobe droit est dur, le lobe gauche au contraire assez mou.

L'état général s'est beaucoup modifié; pâleur, pertes des forces, amaigrissement; œdème des jambes.

Rien d'anormal aux poumons et au cœur.

24 février. — Léger accès de suffocation, sans cornage.

27 février. — Œdème très accusé des membres inférieurs ; surtout à gauche.

Par le toucher vaginal, un peu douloureux, on sent une tumeur dure, immobile, douloureuse, dans le cul-de-sac latéral gauche. L'abdomen est ballonné et paraît contenir un peu de liquide.

Outre les tumeurs de la peau, le sein gauche présente une petite tumeur globuleuse qui paraît de même nature que les autres. On en trouve de même type au voisinage du sein droit.

A l'angle supérieur du corps thyroïde on sent un chapelet de petites tumeurs qui paraissent récentes et dont la plus grosse touche le corps thyroïde lui-même. La partie gauche ramollie donne une sensation de fausse fluctuation.

Le 28, la malade meurt à midi et demi sans autres phénomènes.

Autopsie le 29 février. — La partie droite du corps thyroïde, crétacée, est le siège de lésions anciennes. Les petites tumeurs qui existent à sa partie supérieure sont isolées, adhérentes les unes aux autres. La moitié gauche est ramollie ; elle présente à son centre une masse molle qui fait corps avec la zone périphérique mais qui tranche par sa consistance et sa coloration blanche.

Une masse néoplasique molle et diffuse s'étend dans le médiastin antérieur; il existe une plaque infiltrée dans les couches extra-péricardiques et pleurales, sans compromettre les couches internes de ces séreuses.

Rien au poumon, ni au cœur.

Dans le médiastin postérieur, plaque néoplasique analogue

à celle du médiastin antérieur, ne gênant pas les organes voisins.

Épanchement assez notable dans l'abdomen ; rien au péritoine. Le tube digestif est intact dans toute son étendue ; le grand épiploon forme un tablier encore un peu souple mais qui paraît infiltré par la néoplasie.

La rate est comme perdue dans une masse molle néoplasique à laquelle elle n'adhère pas.

Le foie est pâle, sans noyaux secondaires.

Le péritoine viscéral est sain, tandis que les couches sous-péritonéales paraissent doublées par une masse néoplasique diffuse absolument semblable à celles des médiastins. Cette masse englobe les branches artérielles et veineuses des troncs iliaques.

Le pancréas sain est entouré par une masse néoplasique qui en double le volume.

Les deux reins présentent la même particularité, le gauche présente, en outre, un noyau secondaire.

Les nodules sous-cutanés paraissent fixés dans la profondeur du derme qui est parfois envahi, tandis que partout l'épiderme est sain.

L'examen histologique a montré que l'on avait affaire à des tumeurs embryonnaires du type thyroïdien.

OBSERVATION VII (résumée)

Dreyer-Dufer (in *Bulletin de la Société d'anatomie*, 1893)

X..., journalier, soixante-six ans, entre le 14 janvier 1893 dans le service de M. Tillaux pour un ulcère de la jambe gauche. État général excellent ; guérison rapide.

Au commencement de février, on aperçut une tumeur à la base du cou du côté gauche, de la grosseur et de la consistance d'un marron. Elle grossit rapidement, car à la fin du même mois, elle montait jusqu'à l'angle du maxillaire et descendait au fond du creux sus-claviculaire.

L'auscultation du thorax y faisait entendre une expiration prolongée et une respiration amphorique le long de la colonne vertébrale. Les battements du cœur offraient quelques irrégularités.

Le foie descendait à quatre travers de doigt au-dessous des fausses côtes. L'urine contenait des traces d'albumine.

Le malade se plaignait simplement d'une douleur sourde et continuelle dans la région lombaire des deux côtés s'irradiant du côté droit vers l'épaule.

Sauf l'émaciation rapide du malade, rien d'important à signaler jusqu'au mois d'avril. A cette date, le bord antérieur du lobe droit du foie est allongé en pointe jusque dans la fosse iliaque ; sa face antéro-supérieure présente les bosselures ombiliquées du carcinome secondaire.

Le 5 avril, le membre supérieur gauche commence à s'œdématier. Faux pas du cœur, on note environ 16 intermittences par minute. P. 80.

Le 14, on note un certain degré de parésie faciale gauche.

Le malade tombe dans le coma et meurt le 23 avril.

Autopsie. — Au niveau de la tumeur du cou, nombreux ganglions cervicaux se continuant avec ceux des médiastins également dégénérés.

Dans le poumon droit, plusieurs noyaux cancéreux; au niveau de la quatrième côte droite, noyau néoplasique sur la plèvre ayant également atteint la côte.

Le cœur est flasque et mou, feuille morte. Athérome de l'aorte. Noyaux multiples dans le foie, la rate et les reins. L'estomac présente un cancer du pylore faisant nappe commune avec les noyaux prévertébraux dégénérés situés à sa face postérieure.

Les noyaux secondaires présentent absolument la même structure que la tumeur du corps thyroïde qui est un épithélioma à type tubulé.

OBSERVATION VIII (résumée)

(in thèse Bertrand, d'après Eppinger)

Il s'agit d'une femme de quarante-sept ans, qui en septembre 1873 fut prise de dyspnée, d'anorexie, puis d'œdème des pieds et de la paroi abdominale. A son entrée à l'hôpital, on diagnostiqua une péricardite.

A l'autopsie, on trouva une masse néoplasique qui remplissait tout le médiastin, du sternum à la colonne vertébrale, de la fosse jugulaire au diaphragme, adhérant au sternum et confondue de la façon la plus intime avec la partie inférieure du corps thyroïde. Tous les organes de la région étaient refoulés et comprimés par elle.

Il s'agissait d'un carcinome à cellules épithéliales plates.

OBSERVATION IX (résumée)

(in thèse Bertrand)

Il s'agit d'une femme de cinquante-huit ans, chez laquelle on fit le diagnostic d'oblitération de la veine sous-clavière pour l'œdème du membre supérieur droit. Il existait aussi une thrombose de la veine fémorale droite.

La palpation de l'abdomen faisait sentir une tumeur dans la fosse iliaque droite, grosse mais indolore.

Pendant son séjour le diagnostic de cancer se confirma de plus en plus, sans que l'on fût fixé sur le siège du néoplasme primitif.

A l'autopsie, on vit que les vaisseaux étaient comprimés par des masses cancéreuses de même nature que celles que l'on trouva dans le corps thyroïde. Le néoplasme s'était également généralisé au poumon.

$$— 60 —$$

OBSERVATION X (résumée)

(in thèse BERTRAND)

Il s'agit d'un homme de soixante-dix-neuf ans chez lequel on fit le diagnostic de paralysie des crico-arythénoïdiens postérieurs ; on ne put assigner une cause précise à cette paralysie. Les troubles respiratoires furent tels que l'on dut recourir à la trachéotomie.

A l'autopsie, outre les lésions musculaires, on vit que les récurrents gauche et droit étaient comprimés par les lobes hypertrophiés et dégénérés du corps thyroïde.

Le néoplasme comprimait en même temps les six premiers anneaux de la trachée.

OBSERVATION XI (résumée)

(N° 24 de la collection de M. le Professeur BARD)

Diagnostic : Cancer du corps thyroïde. Généralisations multiples. Évolution totale en six mois.

B... François, soixante-sept ans, entré à l'hospice de l'Antiquaille, salle Saint-Pierre, le 6 août 1886. Décédé le 25 août 1886. Bonne santé antérieure ; le cou ne s'est mis à grossir qu'il y a six mois ; il n'avait pas de goître antérieur, à ce moment pas de douleur, ni troubles fonctionnels. Depuis deux mois seule-. ment, oppression et augmentation du cou. Depuis deux mois, petites tumeurs sous-cutanées à l'épigastre et au pli génitocrural ; d'autres plus profondes dans l'aisselle ; rien à l'aine.

La tumeur du cou bilobée est lisse à part quelques points ramollis et des bosselures à sa partie inférieure.

Dyspnée très accusée sans paroxysmes vrais, déglutition presque impossible.

Teinte générale des téguments, jaune brun; cependant l'aspect cachectique n'est pas accusé, le malade est très faible, très amaigri sans avoir le teint cancéreux.

Le 25 août, le malade s'est éteint dans une crise de dyspnée.

L'autopsie confirme le diagnostic de dégénérescence cancéreuse totale du corps thyroïde.

Les tumeurs cutanées sont arrondies, marronnées, situées dans le tissu cellulaire sous-cutané, sans adhérence au derme. Il en existe un grand nombre en dehors des régions ganglionnaires. Aucune n'est très volumineuse. Dans l'aine et l'aisselle, il n'en existe pas. Par leur aspect, elles ressemblent à ce que l'on désigne sous le nom de lymphadénie cutanée. Les ganglions lymphatiques ont pu être envahis sur quelques points, mais la distinction est délicate.

Le poumon présente quelques petits nodules peu volumineux à droite. Les noyaux sont plus gros à gauche, arrondis, mais leur siège est manifestement sous-pleural.

Petits noyaux au diaphragme.

Le foie non hypertrophié présente quelques nodules cancéreux.

Noyau très mou du volume d'un œuf d'oiseau dans le rein droit.

Dégénérescence cancéreuse secondaire du pancréas.

OBSERVATION XII

(N° 635 de la collection de M. le Professeur BARD).

Pas de diagnostic fait pendant la vie.

P... Reine, soixante-six ans, ménagère, née à Sens ; entrée le 25 octobre 1887 à l'hospice de l'Antiquaille, salle Sainte-Marie, décédée le 9 décembre 1887.

Pas d'antécédents héréditaires. La malade a eu cinq enfants, qu'elle a perdus, dont quatre en bas âge.

Elle tousse assez souvent et a surtout en hiver une oppression constante; à la suite d'un refroidissement elle a eu il y a trois semaines des points de côté multiples.

Thorax très déformé, léger degré de scoliose, l'angle des côtes en arrière mesure presque 90°. Sonorité augmentée à gauche, obscurité considérable, inspiration brève, humée, expiration prolongée mais silencieuse. Pas de râles aux bases ; respiration obscure mais sans bruits anormaux aux sommets.

Sous la clavicule sonorité à peu près normale, murmure vésiculaire diminué, râles sonores de bronchite, vibrations vocales diminuées. Expectoration peu abondante, muqueuse.

Cœur: la pointe bat dans le cinquième espace sur la ligne mamelonnaire l'impulsion est forte, le pouls rapide, pas de souffle, le deuxième bruit est sourd à la base, mais nullement soufflant ; artères dures, sinueuses.

Appétit conservé ; selles irrégulières. Rien au foie, apyrexie. Léger disque d'albumine.

10 décembre. — La malade n'a pas été examinée pendant son séjour dans le service où elle était considérée depuis son entrée comme atteinte de catarrhe et d'emphysème modérés. Elle était pâle, d'apparence anémique, amaigrie et cachectique, mais sans que le teint présentât aucune coloration particulière. L'amaigrissement avait fait des progrès notables pendant son séjour ; depuis les huit derniers jours était survenu un œdème des jambes peu considérable. L'état paraissait s'aggraver mais sans faire prévoir une terminaison prochaine. Le jour même de sa mort la malade s'était levée.

Pendant son séjour la température avait oscillé entre 38° et 39° pour atteindre 39°5 le jour du décès.

La malade mangeait peu, mais ne se plaignait pas de troubles digestifs et ne paraît pas avoir eu de diarrhée. La dyspnée était permanente quoique modérée ; elle a présenté plusieurs accès de suffocation prolongés sans cornage ni sifflement. Elle ne se plaignait pas de son cou qui n'a jamais attiré l'attention pendant la vie.

Le 9 vers deux heures de l'après-midi, elle fut prise d'un

accès d'oppression considérable pendant lequel elle se plaignait d'un point de côté assez violent à la base droite. Cette oppression a persisté de deux à quatre heures, s'est ensuite calmée pour reprendre dans la nuit et entraîner la mort. Il n'y a eu encore à ce moment ni cornage, ni sifflement.

Autopsie. — Elle a d'abord été à peu près négative; le poumon droit présentait seulement à sa base une plaque de congestion livide, signe d'une hémorragie diffuse capillaire. Quelques taches ecchymotiques superficielles. Pas d'autres lésions. Rien au tube digestif.

On ne trouvait en somme rien autre que les signes d'asphyxie ultime, l'absence de lésions causales suffisantes donne l'idée d'examiner le corps thyroïde légèrement hypertrophié.

Il ne présente aucun kyste dans son intérieur, consistance peu différente de la normale en avant, mais en arrière le lobe gauche s'appuyait sur la colonne et était adhérent au larynx; il se prolongeait en bas un peu dans le thorax au-dessous de la fourchette sternale et pénétrait entre la trachée et l'œsophage au point de faire décrire à la trachée une courbe antérieure à ce niveau. De plus à cet endroit il était très mou et présentait des points jaunâtres disséminées dans son intérieur.

Ouverts, le larynx et l'œsophage ne présentent aucune altération de leur surface interne; mais une légère incision de la trachée montre que la tumeur est immédiatement sous-jacente aux arcs cartilagineux qu'elle n'a cependant pas entamés.

Pas d'œdème de la glotte, nulle part de foyers secondaires.

OBSERVATION XIII (résumée)
(N° 1144 de la collection de M. le Professeur BARD).

Diagnostic : Cancer du corps thyroïde (opéré en 1889).
Cancer secondaire du sommet du poumon droit.

C... F., quarante-huit ans, ménagère, née à Belleroche (Loire). Entrée à l'hospice de l'Antiquaille, salle Sainte-Marie, le 18 juillet, sortie le 3 août 1889.

Père mort de fièvre typhoïde à l'âge de soixante ans ; mère morte de pneumonie à cinquante-cinq ans. Un frère en bonne santé.

Mariée à vingt-neuf ans, mari bien portant, deux enfants morts de convulsions, une fille âgée de dix ans bien portante.

Pas de fausse couche ; pas de signes de scrofule dans l'enfance, pas de douleurs rhumatismales ; pas d'affections vénériennes ; pas d'alcoolisme.

Ménopause au mois d'avril 1889 ; à cette époque la malade s'aperçut de l'hypertrophie du lobe gauche du corps thyroïde, sans palpitations ni exophtalmie. En décembre la tumeur amène des phénomènes de suffocation ; au mois d'avril M. Jaboulay enlève le lobe gauche qui plongeait sous le sternum.

C'est à ce moment que les règles ont cessé ; les phénomènes de compression disparurent à la suite de l'opération. Seulement une huitaine de jours après l'opération, la plaie allait bien, mais la malade vit des stries sanguinolentes dans ses crachats ; ils persistèrent jusqu'à sa sortie. A ce moment la malade alla passer sept semaines à Belleroche dans la montagne et le sang disparut des crachats à peu près complètement.

A son retour à Lyon, les crachats deviennent très sanguinolents, l'état a empiré de plus en plus. Il y a deux jours, à la suite de contrariétés, la quantité de sang a encore augmenté dans l'expectoration ; celle-ci est séreuse, assez abondante, elle se fait avec une petite toux sèche et faible.

Au poumon il y a de la submatité à droite, en arrière, dans toute l'étendue du poumon ; les vibrations ne sont point diminuées, pas de souffle, ni râles.

Rien au cœur.

La malade préfère la position assise ; quand elle se couche, c'est sur le côté gauche. L'appétit est modéré ; la malade est très amaigrie.

19 juillet. — La dyspnée est extrême et la malade ne peut rester couchée ; elle n'accuse pas de point de côté, la percussion est un peu douloureuse dans toute l'étendue du thorax, elle dit ressentir un peu de douleur vers la clavicule droite en toussant. Il existe de la matité à ce niveau, de l'obscurité et quelques râles. Le silence qui est à peu près absolu dans la station couchée, dans la zone indiquée, fait place à de la simple obscurité dans la station assise; la différence paraît tenir à l'existence d'inspirations forcées plus puissantes que dans la station couchée.

La malade présente actuellement sur le dos des mains l'aspect ichthyosique limité aux parties découvertes; la malade l'attribue à l'action du soleil. Elle n'aurait d'ailleurs rien eu de pareil et ne se livrait à aucun travail.

Elle a présenté depuis ce moment de l'œdème des pieds, mais on n'en constate plus actuellement.

La malade est pâle, amaigrie, très anémiée, mais le teint reste clair, nullement jaunâtre.

L'abdomen est aplati et son exploration très incomplète ne révèle rien de particulier.

L'hémoptysie se fait par crachotements fréquents, le sang est un peu noirâtre.

22 juillet. — La température qui était fébrile à l'entrée est tombée à la normale; les hémoptysies ont diminué, par contre la dyspnée a augmenté. Mêmes signes à l'auscultation du thorax. On constate de plus, sous la clavicule droite, dans le premier espace, un souffle systolique artériel. Il n'en existe pas d'autres dans la région cardiaque.

24 juillet. — Depuis hier les hémoptysies sont revenues extrêmement abondantes, le sang est spumeux et mélangé à une expectoration un peu muqueuse et pour la plus grande partie assez noirâtre.

26 juillet. — L'hémoptysie a cessé, mais la malade est plus oppressée depuis ce moment; l'expectoration est peu abondante.

31 juillet. — Les hémoptysies ont reparu avec les mêmes caractères, le sang est abondant, noirâtre.

M. CRUIÉ.

5

Œdème assez marqué des membres inférieurs. La desquamation du dos des mains persiste encore.

3 août. — La malade veut absolument partir. Elle a eu depuis deux jours une légère amélioration. La dyspnée est moins intense; mêmes signes à l'auscultation. Le souffle artériel est peut-être plus intense.

OBSERVATION XIV (résumée)
(N° 1259 de la collection de M. le Professeur BARD).

Diagnostic : Cancer du corps thyroïde ? développé dans un ancien goitre. Influenza ayant amené une mort rapide.

B... Marie, soixante-quatre ans, dévideuse, née à Touland (Ardèche), entrée à l'hospice de l'Antiquaille, salle Sainte-Marie, le 19 novembre 1889, décédée le 7 janvier 1890.

Père mort à quarante ans de refroidissement de nature indéterminée. Mère morte à cinquante ans, asthmatique ; une sœur bien portante, trois frères ou sœurs morts d'affections inconnues.

Pas de convulsions dans l'enfance ; rougeole et variole à quatre ans. Réglée à onze ans et demi, très régulièrement depuis ; mariée à vingt-neuf ans, pas d'enfants.

Le goitre actuel aurait débuté à l'âge de trente-quatre ans, à la suite d'un violent effort ; il a grossi lentement depuis sans amener d'accidents. Ménopause à cinquante-cinq ans et augmentation notable du goitre à ce moment.

Il y a trois mois, la malade aurait été prise de fièvre nerveuse, dit-elle, tous les soirs ; au mois de septembre, céphalalgie bi-latérale, opiniâtre, surtout marquée à la partie supérieure de la tête ; en même temps, bourdonnements d'oreilles et diminution marquée de l'acuité auditive ; elle fut prise ensuite d'idées délirantes caractérisées par une envie violente de quitter la maison, de s'enfuir, d'aller se noyer, le tout dominé par la peur de devenir folle. Elle dut s'aliter, le moindre effort devenait pénible, elle ne pouvait se baisser à terre, mettre ses souliers sans que, de suite, ses éblouissements, ses bourdonnements d'oreilles, ses sensations bizarres éprouvées dans la tête fussent paroxystiques au point de la forcer à tout cesser. Toutefois, l'état général était excellent.

Actuellement, la malade se présente avec un embonpoint marqué ; le goître se compose de deux tumeurs latérales, dures et mamelonnées. Pas de souffle bien net. Du côté de la tête, elle accuse les mêmes phénomènes que ci-dessus.

Les bruits du cœur sont sourds, souffle dur systolique dans toute la région méso-cardiaque.

Poumons sains, rien à l'abdomen. Les jambes sont le siège d'une pigmentation brunâtre très marquée ; dans le tiers moyen, petites varicosités en avant, léger œdème prétibial, pas d'albumine dans les urines.

12 novembre. — La malade est très affirmative sur ce point que depuis que ses malaises cérébraux ont apparu, le corps thyroïde a beaucoup augmenté de volume, est devenu plus dur. La tumeur située au côté gauche présente une consistance molle, sans bosselures bien accusées ; on sent à l'intérieur une petite nodosité dure. La moitié droite au contraire par laquelle a débuté le goître est régulière et bosselée avec de petits nodules saillants très durs.

2 décembre. — La malade a eu des hémoptysies et des épistaxis sans que l'on puisse avoir la certitude de l'hémoptysie.

5 janvier. — Frissons, céphalalgie ; toux. Le cou a plutôt diminué, mais la nodosité du lobe droit est plus nette et plus volumineuse.

8 janvier. — La malade est morte hier soir, très brusquement, sans phénomènes nouveaux. A noter cependant, une diminution très marquée du corps thyroïde.

Autopsie. — Le corps thyroïde contient dans le lobe gauche un kyste unique anfractueux, à parois dures. Le droit contient plusieurs nodules arrondis, ou ovalaires, de coloration plus accusée, d'aspect homogène et d'apparence embryonnaire. Il s'agit de nodules néoplasiques primitifs, assez nettement délimités par des parois régulières mais dont quelques-uns sont arrivés à se fusionner.

Pas de nodules secondaires aux poumons.

Cœur volumineux, surchargé de graisse, dilaté.

Foie volumineux ; reins tuméfiés ; rate assez ferme.

OBSERVATION XV (inédite)

(N° 1153 de la collection de M. le Professeur BARD).

Diagnostic : Athéromasie. Anévrysme de l'aorte sous-diaphraymatique. Battement du trépied cœliaque avec souffle inconstant. État cachectique sans phénomènes gastriques. Pleurésie anormale de la base gauche.

C... A , soixante et onze ans, plieuse de journaux, née à Lyon. Entrée à l'hospice de l'Antiquaille, salle Sainte-Marie, le 4 juillet 1890, décédée le 7 août 1890.

La malade a toujours été d'une excellente santé ; elle est mariée, a un fils bien portant. Ni frères ni sœurs ; parents morts d'affections inconnues.

Depuis l'âge de vingt ans elle a un goître qui est devenu peu à peu volumineux et surtout saillant, mais qui n'augmente plus de volume depuis plusieurs années. Il y a un an elle semble avoir eu des coliques hépatiques avec douleur à l'épaule droite, vomissements, ictère pendant vingt jours, xanthopsie.

L'affection actuelle remonte à trois semaines, la malade l'attribue à un ennui très vif qu'elle aurait eu à ce moment. Elle a débuté par de petits frissons peu accusés et que la malade n'a pas avoués spontanément ; par de la perte de l'appétit. Il n'y a pas eu de points de côté, du moins la malade n'accuse qu'une douleur vague dans le côté droit. Ce qui a dominé dans le cours de la maladie, c'est la perte rapide des forces en même temps très manifeste, si bien que la malade ne peut pas monter seule ni même s'asseoir dans son lit.

Elle a eu depuis le début une dyspnée légère avec très peu de toux et pas d'expectoration. Depuis deux jours elle vomit le soir un peu de bile.

Actuellement la malade est très faible; jusqu'à son entrée elle avait conservé un appétit relativement bon, mais depuis deux jours elle ne mange presque plus rien. Elle porte un goîtro volumineux, saillant en avant, qui semble occuper toute la glande sans déformer le larynx ni la trachée et qui ne l'a jamais gênée beaucoup pour respirer. A plusieurs reprises, cependant elle a eu de légères crises d'étouffement qui ne l'ont jamais bien inquiétée. Le goître est nettement lobulé, il paraît avoir autant de poches que de lobes. La consistance est molle sans être nettement fluctuante; on n'y constate pas de battements.

La pointe du cœur bat dans le cinquième espace autant que permet de le constater la déformation assez accentuée du thorax l'angle de Louis, en effet, est très exagéré. Les battements sont réguliers, d'énergie inégale, pas de battements épigastriques. A l'auscultation, on entend un dédoublement très net du premier et du second bruit, aussi bien à la pointe qu'à la base, mais pas de souffle.

La percussion du thorax en arrière donne de la submatité très nette vers le tiers inférieur du poumon gauche. A l'auscultation rien d'anormal à droite. A gauche, respiration normale dans les deux tiers supérieurs, dans le tiers inférieur le murmure vésiculaire n'est plus perceptible, il est remplacé par un souffle de tonalité très élevée, un peu rude, inspiratoire et expiratoire mais surtout accusé à l'inspiration. La voix est nettement chevrotante et soufflante. La pectoriloquie aphone est très accusée; les vibrations thoraciques paraissent diminuer à ce niveau mais la différence est peu nette.

A l'examen de l'abdomen, la malade accuse une douleur légère à la palpation du creux épigastrique; on ne sent pas de tumeur à ce niveau. Le foie et la rate paraissent normaux ; pas de pertes utérines.

Les membres inférieurs sont le siége d'un œdème limité aux pieds et aux malléoles et surtout marqué à droite.

Les urines contiennent un disque d'albumine opaque de
1 millimètres environ d'épaisseur, elles n'ont pas de dépôt. Pas
de température.

9 juillet. — La pointe du cœur est abaissée et déviée en
dehors. Elle bat dans le sixième espace, près de la ligne axil-
laire, très régulièrement. Le premier bruit est le siège d'un
galop très accusé, pas de souffle. Les artères sont nettement
athéromateuses; l'athéromasie paraît décroître du centre à la
périphérie; les fémorales et les cervicales sont bien plus atteintes
que les radiales.

Au creux épigastrique, il existe un frémissement systolique
très accusé, et un souffle assez intense se propageant le long de
l'aorte, un peu au-dessous de l'ombilic. On sent à la palpation
un mouvement d'expansion peu accusé et on ne sent pas de
tumeur.

Au poumon gauche mêmes signes.

La malade n'accuse aucune douleur notable, pas de douleurs
en ceinture, elle ne se plaint que de la faiblesse et de la diffi-
culté des mouvements qui auraient beaucoup augmenté depuis
huit jours. Très léger œdème des pieds.

La malade a pris 40 centigrammes de digitale depuis deux
jours, ce qui n'a amené aucune amélioration.

16 juillet. — On constate toujours le souffle systolique à
l'épigastre, mais le thrill n'existe pas actuellement.

A la base gauche, en arrière, les phénomènes d'auscultation
sont plus accusés; on entend aux deux temps un souffle caver-
neux assez intense; la voix haute y est retentissante, la matité
assez accusée et les vibrations thoraciques très diminuées.

4 août. — Le membre supérieur gauche est le siège d'un
œdème très accusé remontant jusqu'à la racine du membre.
Du côté gauche du thorax, on trouve un œdème très marqué du
sein gauche, sans œdème de la paroi. Le dos de la main droite
n'est plus œdématié, pas de dilatation des veines du thorax.

La malade a perdu complètement la tête, elle divague cons-
tamment; le sphincter anal est paralysé.

La malade a des vomissements deux ou trois fois par semaine, depuis plusieurs semaines déjà ils sont alimentaires et bilieux. Depuis hier, elle a de la diarrhée.

Le souffle au niveau du creux épigastrique a diminué considérablement d'intensité, il est lointain et très doux, à peine perceptible. Au même niveau, on sent une tuméfaction mal limitée donnant à la palpation une matité très nette s'étendant un peu à gauche de la ligne ombilicale; elle est le siège d'un soulèvement synchrone avec la systole sans expansion. La douleur est peu accusée à la palpation. La malade est du reste dans un état d'obnubilation à peu près complet.

L'œdème de la jambe gauche est très accusé.

Autopsie le 8 août. — Cancer du corps thyroïde. Épanchement pleural double.

Cœur 360 grammes non dilaté. Ventricule gauche dur et hypertrophié, non sclérosé; à la coupe tissu musculaire très sain d'aspect; valvules saines.

Poumon droit 310 grammes, gauche 230 grammes; parfaitement sains.

Beaucoup d'épanchement dans les deux plèvres, sans fibrine, sans traces d'inflammation même du côté gauche où l'épanchement n'est pas plus abondant qu'à droite. Estomac normal; foie petit 1.100, normal à la coupe, rate 250 grammes. Reins normaux, droit 120 grammes, gauche 110 grammes.

L'aorte est saine jusqu'à sa bifurcation; elle ne présente aucune dilatation, aucune plaque d'athérome. Le trépied cœliaque ne présente aucune altération ou dilatation.

Le corps thyroïde est volumineux, il pèse 150 grammes; il se laisse bien énucléer, il est surtout développé à droite et à gauche, ne paraît pas avoir exercé de compression sur les organes voisin. A la coupe il présente un aspect gélatineux, colloïde par places; à d'autres endroits il ressemble nettement au tissu cancéreux.

OBSERVATION XVI

(N° 1816 de la collection de M. le Professeur Bard).

Diagnostic résumé : Cancer du rein droit ; ganglions sus-claviculaires ; hématurie ; myocardite interstitielle sans asystolie.

B... Marie, journalière, soixante-quatre ans, entre à l'Antiquaille salle Sainte-Marie, le 23 octobre 1891. Décédée le 3 janvier 1892.

Cette malade se plaint d'étouffement et de palpitation, degré assez notable d'œdème malléolaire, pouls irrégulier bien qu'encore fort. Pas de fièvre.

Père inconnu (enfant de la Charité) mère morte à soixante-dix ans de maladie inconnue.

Cette femme est porteur depuis très longtemps d'un petit goître dont les dimensions ne se sont pas accrues dans ces derniers temps et qui ne détermine pas de dyspnée. A l'âge de trente-deux ans, la malade s'étant mouillée en lavant eut un rhumatisme qui occupa le genou droit et la cheville; les douleurs durèrent cinq mois et ne reparurent jamais ; elles ne laissèrent après elles ni dyspnée, ni palpitations.

Depuis six ans environ, la malade tousse régulièrement tous les hivers, expectoration abondante, pas d'hémoptysies.

L'œdème des jambes persiste depuis six mois. Depuis huit jours la malade urine facilement; son urine est claire, auparavant elle était rouge, dit-elle, couleur de sang.

Actuellement, dyspnée assez prononcée. Pouls un peu petit, notablement irrégulier; battements épigastriques assez prononcés au niveau de l'appendice xiphoïde, la palpation fait percevoir les pulsations du ventricule droit.

Les veines du cou, surtout à droite, sont dilatées, mais il n'y a pas de pouls veineux. Le côté droit du cou présente une saillie considérable qui paraît due à un goître, dont les prolongements s'étendent à la face profonde du muscle sterno-mastoïdien.

La pointe du cœur bat dans le sixième espace, sur la ligne mamelonnaire; pulsations d'énergie inégale. Matité cardiaque très considérable; sa courbe supérieure répond au neuvième espace, pas de douleur précordiale bien vive. Les bruits sont sourds et notablement irréguliers; cependant on ne constate pas de rythme en salves; le second bruit a un caractère tympanique assez prononcé et sa résonnance est exagérée.

A la pointe, au premier temps un souffle léger inconstant, sans propagation marquée; pas de souffle à l'orifice aortique; battement synchrone au pouls dans le deuxième espace intercostal droit. Rien de spécial à l'épigastre. Athérome des radiales assez prononcé.

Du côté de l'abdomen, pas d'ascite; le foie augmenté de volume, pas d'ictère.

Aux poumons, submatité aux bases; quelques râles.

24 octobre. — La malade a pris en une seule fois 0 gr. 50 de digitale. Au tube d'Esbach, 2 gr. 40 d'albumine par litre.

30 octobre. — On ne constate plus d'œdème; la matité cardiaque est augmentée dans les deux dimensions, surtout en largeur. Le maximum des battements de la pointe est situé dans le cinquième espace, un peu en dedans du mamelon, mais on la perçoit également dans le sixième. Il existe des battements épigastriques. Pulsations extrêmement irrégulières; pas de bruits anormaux à la pointe ou à la base; mais à la partie moyenne des troisième et quatrième espaces, sur le bord gauche du sternum, petit souffle systolique inconstant qui disparaît dans la station assise.

Foie augmenté de volume, descendant à trois travers de doigt au-dessous des fausses côtes; son bord inférieur est dur et on peut le faire sauter.

A droite, entre le bord inférieur des fausses côtes et la crête iliaque, on constate une saillie arrondie, lisse, paraissant être du volume du poing, dont la limite supérieure ne peut pas être séparée du foie, mais dont le bord inférieur est très net.

Le teint est un peu terne, mais il y a peu d'ictère et l'aspect n'est pas franchement cachectique.

L'estomac n'est pas dilaté; il y a un peu de météorisme intestinal.

Depuis plus d'un an, la malade est sujette à de la diarrhée.

Il existe en avant du lobe médian du corps thyroïde deux petites tumeurs lobulées, mobiles, non douloureuses, rattachées à cet organe par un pédicule et existant depuis l'enfance.

Dans la fosse sus-claviculaire gauche il existe un paquet ganglionnaire assez volumineux, non douloureux. Pas de ganglions tuméfiés dans les autres régions.

Du côté droit du cou un ganglion unique assez volumineux.

Au thorax on constate en arrière quelques râles inspiratoires à l'extrême base droite; rien d'anormal en avant. Sonorité normale au niveau du médiastin.

Urines du 3 novembre (pharmacie):

« V = 1.700 D = 1.016. Albumine = 1 g. 36. Urée = 10 g. Acide phosphorique = 1 gr. 34. Colorées fortement par du sang; troubles; réaction acide à peine marquée. Dépôt floconneux rouge formé principalement d'hématies; nombreux corpuscules de pus. »

16 novembre. — Les urines contiennent un dépôt sanguin très abondant. L'examen histologique ne révèle pas de cylindres; nombreux globules rouges et cellules rondes les unes volumineuses sans caractères particuliers, les autres épithéliales.

La tumeur rénale a légèrement augmenté; elle est nettement perceptible à la palpation; elle n'est pas douloureuse à la pression.

La malade accuse des douleurs qu'elle ne localise pas et qui ne paraissent pas prédominer dans cette région.

L'affaiblissement et l'amaigrissement se sont accentués depuis quelques jours. Diarrhée fréquente.

Œdème modéré des membres inférieurs de date récente. Les ganglions sus-claviculaires n'ont pas augmenté de volume. Le cœur est toujours arythmique.

22 novembre. — La diarrhée persiste ; œdème très accusé.

16 décembre. — La malade tousse depuis hier : expectoration abondante, albumineuse.

28 décembre. — Les urines depuis quelque temps ne contiennent plus de sang manifeste.

4 janvier. — La malade a succombé hier après avoir présenté un affaiblissement progressif rapide pendant les derniers jours.

Autopsie le 5 janvier. — L'abdomen contient une grande quantité d'épanchement sanguinolent ; le péritoine ne présente aucune trace de production néoplasique.

Le foie très volumineux (2.680) est d'une coloration jaune clair assez uniforme ; sa surface est lisse, sa consistance augmentée, le bord inférieur tranchant. Le sillon du corset est très marqué. Le foie ne présente aucune adhérence avec les organes voisins. A la coupe, on constate qu'il est le siège d'une infiltration cancéreuse diffuse et totale en apparence ; on ne constate aucun aspect nodulaire. Le fond est constitué par un tissu d'aspect blanchâtre, sec, parsemé d'un assez grand nombre de petits îlots jaunâtres d'aspect caséeux. La vésicule est normale. La rate (200 gr.) a son aspect presque normal, pas de noyaux cancéreux.

Au-dessous du foie on aperçoit une saillie à grand diamètre transversal formée par le rein droit augmenté de volume, abaissé et remplissant le flanc. L'organe ne présente pas d'adhérences solides ; son atmosphère celluleuse se détache facilement de la capsule. Le rein entier présente une augmentation de volume irrégulière (410 gr.), il est comme distendu par un noyau sphérique volumineux inclus dans son épaisseur. A la coupe on constate que l'organe est complètement détruit par des noyaux néoplasiques à centre diffluent et qui se vident partiellement sur la surface de la coupe ; ces noyaux, nettement délimités, sont comme enkystés. Il ne reste presque plus de parenchyme rénal. Le bassinet est légèrement distendu ainsi que la partie supérieure de l'uretère ; il contient une matière molle, identique à celle des noyaux néoplasiques de l'organe ; l'entrée de l'uretère est oblitérée par un noyau de même matière mais pédiculé.

Au voisinage du rein devant la colonne vertébrale existent des ganglions caséeux, blanchâtres, assez durs.

Le rein gauche (190 gr.) présente un peu de sclérose ; sa capsule est adhérente ; il présente quelques petits kystes.

Pas de noyaux secondaires dans le tube digestif ni aux organes génitaux.

Pas d'épanchement pleural ; léger degré d'emphysème pulmonaire.

Le cœur (410 gr.) est augmenté de volume, les orifices sont normaux ; pas d'athérome de l'aorte.

Les ganglions claviculaires sont durs, nettement cancéreux.

Le corps thyroïde est augmenté de volume dans tous ses lobes, mais l'augmentation est beaucoup plus accusée sur le lobe gauche. Les nodules mobiles sont situés en avant du lobe moyen et sont en continuité directe avec lui, le plus gros présente à la coupe de petites hémorragies diffuses. L'aspect du lobe droit, du lobe moyen et de la moitié inférieure du lobe gauche est celui habituel au corps thyroïde, les lobules sont simplement un peu plus gros et d'un aspect un peu scléreux. Par contre, la moitié supérieure du lobe gauche présente l'aspect néoplasique. Sur la coupe l'aspect est gélatineux, la consistance assez molle ; cependant les caractères du corps thyroïde sont encore reconnaissables et il est certain qu'on n'est pas en présence d'un nodule cancéreux secondaire ; par contre, on peut hésiter sur le degré de malignité du néoplasme qui paraît plutôt intermédiaire que franchement malin.

OBSERVATION XVII (résumée)
(N° 2635 de la collection de M. le Professeur BARD).

*Diagnostic : pleurésie de la base droite ; état cachectique.
Arythmie légère ; pas d'asystolie.*

G... A., cinquante-huit ans, manœuvre ; entré à l'hospice de l'Antiquaille, salle Saint-Pierre, le 28 février 1894, décédé le 19 avril 1894. Pas d'antécédents héréditaires ou personnels si ce n'est un décollement double de la rétine il y a six ans.

L'affection actuelle a débuté au mois de janvier par des frissons, des points douloureux dans le dos, de la dyspnée, de la toux fréquente la nuit avec expectoration.

Malade amaigri, toux légère ; dyspnée fréquente, appétit conservé.

Aux poumons râles disséminés de bronchite.

Battements du cœur réguliers d'une manière générale mais par intermittences salves précipitées de deux ou trois pulsations. Bruit de galop à l'épigastre.

Du 15 au 30 mars température oscillant entre 37°8 le matin et 39° le soir ; du 30 mars au jour de la mort elle n'a pas dépassé 38°.

A l'autopsie épanchement pleural hématique à droite ; nombreux noyaux cancéreux secondaires sur la plèvre et dans le parenchyme pulmonaire. A gauche noyau néoplasique au niveau du péricarde.

Le corps thyroïde n'a pas été examiné.

OBSERVATION XVIII (résumée)
(N° 4093 de la collection de M. le Professeur BARD).

Diagnostic : Obstruction intestinale chronique, rétrécissement néoplasique ? Tuberculose fibreuse ancienne. Hypertrophie du cœur droit. Phlébite fémorale gauche.

C... Françoise, soixante-huit ans, entrée à l'Hôtel-Dieu le 20 juin 1898, décédée le 22 juillet 1898.

Rien à signaler dans les antécédents héréditaires et personnels.

La maladie actuelle a débuté il y a six mois par de la constipation persistante ; défécation douloureuse, quelques coliques. Anorexie, pas de vomissements.

Depuis huit jours la malade souffre du membre gauche qui s'est œdématié depuis.

La malade dit avoir beaucoup maigri.

État général mauvais. Gonflement blanc, douloureux de la jambe gauche ; on sent la saphène interne indurée.

Vibration cardiaque énergique ; pas de bruits anormaux mais premier bruit plus intense à l'épigastre ; quelques irrégularités. Pouls radial dur, petit, rapide, 120 pulsations.

Aux poumons à droite grande obscurité, à gauche râles fins. En arrière, au sommet droit, obscurité sans souffle ni râles.

La malade tousse peu, ne crache pas, il y a cependant de la dyspnée (34 respirations par minute).

Pas de tumeur abdominale ; rien au foie. Pas de ganglions sus-claviculaires.

21 juin. — État général mauvais, teint pâle, aspect manifestement cachectique, pas de teinte jaunâtre.

La dyspnée dure depuis plusieurs années ; la malade n'a jamais eu d'hémoptysies, ni de bronchite marquée.

L'examen des organes ne révèle rien de plus qu'à l'entrée si ce n'est un léger souffle au premier temps au niveau de l'épigastre. La dyspnée et l'œdème persistent.

29 juin. — On perçoit plusieurs ganglions dans la fosse iliaque gauche, pas de noyau volumineux. La constipation persiste.

12 juillet. — L'œdème a disparu à la jambe gauche, mais il s'est produit à droite dur et douloureux.

Autopsie. — Au poumon droit, adhérences solides au niveau du tiers moyen, en dehors. Bourgeons néoplasiques grisâtres sur les différentes plèvres et sur toute la surface pulmonaire.

Lésions analogues à la surface et dans l'épaisseur du poumon gauche.

Le foie présente des noyaux blanc jaunâtre, faisant saillie, atteignant au maximum le volume d'une noix.

Rien aux autres organes.

Le corps thyroïde est nettement augmenté de volume, constitué par des noyaux distincts de diamètre variable, adhérents au tube respiratoire. Pesé avec le larynx, il atteint 150 grammes.

Les nodules du foie et du poumon sont manifestement secondaires. Ceux du corps thyroïde sont un peu plus volumineux, mais cependant ils sont multiples, de même volume et leur nature primitive n'est pas certaine.

OBSERVATION XIX (résumée)

(N° 1227 de la collection de M. le Professeur BARD).

Diagnostic : Cancer épithélial du corps thyroïde; généralisations multiples. — Lymphangites néoplasiques réticulaires de la peau de l'abdomen.

B... Jean, trente-sept ans, cultivateur, entré le 9 octobre 1898, sorti le 12 octobre 1898.

Rien de particulier dans les antécédents héréditaires et personnels. Marié, a deux enfants bien portants. Pas de goître dans sa famille, n'habite pas un pays goîtreux. Nie la syphilis et l'alcoolisme. Fracture de la jambe à l'âge de vingt ans.

Au mois de mai dernier, a vu apparaître un petit goître d'abord médian, puis étendu surtout au lobe gauche. Jamais de douleurs. Voix enrouée depuis deux mois.

A cette époque, sans cause appréciable, il a vu survenir dans les deux plis inguinaux une induration violacée de la peau, étendue en plaque. Elle s'est étendue depuis peu à peu à l'abdomen et à la cuisse. Les parties nouvellement envahies s'épaississent et deviennent violacées, tandis que les parties primitivement atteintes reprennent leur aspect normal. Il n'y a pas de douleurs, mais un peu de gêne.

Très peu de dyspnée. L'état général n'est pas mauvais, mais le malade est pâle et maigre; c'est d'ailleurs son état normal.

OEdème de la paupière droite entraînant du ptosis; pas d'exophtalmie, ni d'ophtalmoplégie soit externe, soit interne, les pupilles sont égales et réagissent bien à la lumière.

Goître charnu de consistance dure, irrégulier, bosselé, surtout développé à gauche et repoussant le larynx à droite.

OEdème de la jambe droite, profond et dur, sans modifications de la peau; à la partie inférieure, cal de la fracture.

Pas d'œdème du scrotum. A la face antérieure de la cuisse, remontant jusqu'à trois centimètres au-dessous du mamelon, vaste plaque indurée, œdémateuse, à bords réguliers, saillants et rougeâtres. Rien au cœur, aux poumons ou aux urines.

12 octobre. — Le malade affirme n'avoir jamais rien eu au cou avant le goître actuel. Léger cornage et raucité de la voix.

L'œil droit est manifestement refoulé en avant, les deux paupières sont œdémateuses, la conjonctive congestionnée, mais les mouvements se font bien et il n'existe aucun trouble de la vue. Cet œdème palpebral serait apparu deux jours avant l'entrée du malade, il s'est légèrement accru depuis.

Au sommet gauche en avant, matité bien marquée et silence complet ; en arrière, silence moins absolu mais souffle au sommet seulement.

Le cœur est manifestement refoulé.

La matité splénique est appréciable sur deux travers de doigt.

La matité hépatique n'est pas augmentée.

Les lésions cutanées sont limitées à l'abdomen jusqu'à la base du thorax et à la face antérieure et interne des cuisses, poussant une pointe à droite sur la face interne, jusqu'à 25 centimètres au-dessous du pubis, à gauche jusqu'à 16 centimètres au-dessous.

La limite se relève de là brusquement, en haut et en dehors, passant au-dessous de l'épine iliaque et rejoignant la base du thorax par le bord latéral du tronc. La partie centrale envahie la première est relativement libérée, elle présente une coloration à peu près normale, mais la peau est manifestement épaissie surtout dans ses couches profondes, de consistance uniforme. Pas de ganglions dans les plis inguinaux.

La peau des bourses et de la verge est normale. Varicocèle très développé à gauche. Il y a eu cependant de l'œdème des bourses qui auraient atteint le volume de deux poings et il aurait persisté pendant tout le mois de juillet sans douleurs.

La périphérie de la plaque est accentuée par un bourrelet rouge variant de 2 centimètres de large jusqu'à 10 ou 12 suivant les régions, le maximum se trouvant au niveau des hypochondres avec une légère prédominance d'extension à droite, et son minimum sur la face antérieure des cuisses et surtout transversalement au-dessus de l'ombilic. Ce bourrelet se continue en dedans sans transition nette avec la peau infiltrée, en dehors par un bourrelet irrégulier, denté par places, précédé sur d'autres par de petits noyaux isolés d'avant-garde.

Rien d'anormal dans la région lombaire ni sur les fesses. La jambe droite présente un léger œdème en rapport avec la fracture et qui a diminué depuis l'entrée.

Pas de ganglions engorgés.

Le malade se plaint uniquement de la dyspnée en montant qui n'existait que depuis quinze jours.

Il ne s'est produit aucun affaiblissement des membres ni même des forces générales.

La température n'a pas dépassé 37°5 pendant le séjour du malade.

OBSERVATION XX (résumée)

(N° 1622 de la collection de M. le Professeur BARD).

Cancer du corps thyroïde développé dans un goître ancien.
Généralisations multiples.

S... Victoire, soixante ans, ménagère, entrée à l'Hôtel-Dieu le 10 mai 1899, sortie le 17 juin 1899.

M. GAVIÉ.   6

Rien de particulier dans les antécédents héréditaires. Deux sœurs mortes de bronchite.

Mariée à vingt-neuf ans, a eu six enfants, en a perdu cinq en bas âge. Son mari est mort de bronchite chronique avec hémoptysies.

Elle travaille à la manufacture des tabacs; elle n'a eu aucune maladie avant quarante ans. A cette époque, elle a remarqué à diverses reprises de l'œdème aux jambes et de la diminution des urines. A ce moment est apparu un goître qui a surtout progressé dans les dernières années. La malade a souvent des palpitations de cœur qui reviennent sous forme d'accès à la suite d'un effort ou d'une contrariété, s'accompagnant d'un tremblement généralisé. Elle a parfois au niveau du cœur des douleurs brusques avec sensation d'une mort imminente.

Depuis le mois de janvier, toux et dyspnée, expectoration muco-purulente et point douloureux à la base droite. Amaigrissement très marqué.

Le faciès présente une teinte terreuse; légère exophtalmie, langue saburrale; corps thyroïde volumineux.

Dyspnée prononcée, respiration courte, sans tirage.

Vibrations du cœur exagérées à la base; arythmie légère; souffles doux au foyer aortique. Pouls brusque, petit à gauche, plus ample à droite.

Souffle et retentissement de la voix au sommet du poumon droit, pas de râles.

16 mai. — A la base du thorax on constate à droite une succession de boutons et de croûtes suivant le trajet de l'espace intercostal, s'accompagnant de douleurs depuis trois semaines.

Depuis un mois fourmillements douloureux dans le membre supérieur gauche débutant par les doigts et provoqués par les positions et lorsque la malade cherche à lire, la douleur est telle qu'elle peut provoquer la syncope.

Le corps thyroïde présente des points ramollis et plonge derrière le sternum.

Mêmes symptômes du côté du cœur et des poumons.

25 mai. — La malade accuse des douleurs de tête diffuses mais plus marquées autour de l'orbite gauche. Il y a un peu de diplopie, la paupière gauche est tombante.

27 juin. — La malade quitte l'hôpital ; son état s'est un peu aggravé depuis son entrée.

Le corps thyroïde présente le même aspect ; les zones d'induration y sont très nettes. La dyspnée a augmenté.

Les douleurs thoraciques sont moins accusées, mais la douleur du bras a augmenté.

OBSERVATION XXI

(Due à l'obligeance de M. Mousser, médecin des hôpitaux).

Diagnostic : Artério-sclérose, néphrite, albuminurie.

Emphysème pulmonaire ; bronchite chronique. Faiblesse cardiaque sans hypertrophie apparente, sans arythmie.

Bronchite aiguë récente avec fièvre et dyspnée. Pleurésie aiguë ultime.

M... Marie, soixante et un ans, entrée à l'hôpital de la Croix-Rousse, salle Sainte-Clotilde, le 18 mars 1899, décédée le 4 avril 1899.

Pas d'antécédents héréditaires. Excellente santé antérieure ; réglée de dix-huit à cinquante-quatre ans ; mariée à vingt-deux ans ; elle n'a eu ni enfants ni fausse couche. Pas d'éthylisme ni de syphilis. Pas de rhumatismes.

En 1890 elle fut atteinte d'influenza pendant un mois. Depuis elle tousse et crache tous les hivers, et est oppressée par les temps froids et humides.

L'affection actuelle a débuté il y a deux ans. A l'occasion de la mort de son mari, elle dut se surmener, elle eut alors des palpitations violentes, se trouva très oppressée et eut alors pour la première fois de l'œdème des jambes. Au bout de six mois, incomplètement remise, elle dut reprendre son travail. Ces accidents se reproduisirent au bout de cinq mois et ne disparurent jamais complètement depuis, avec des périodes de rémission et d'aggravation. C'est ainsi qu'au mois de janvier dernier, elle aurait présenté un anasarque considérable durant six semaines. Il y a trois semaines que les accidents aigus ont repris et c'est pour eux qu'elle se décide à entrer à l'hôpital.

La malade présente tous. les signes objectifs de l'asystolie : dyspnée, nécessitant l'orthopnée, mettant en jeu tous les muscles inspiratoires ; tirage, cyanose, battements légers des jugulaires ; on compte cinquante respirations à la minute alors que la malade est en repos depuis plusieurs heures ; la toux modérée s'accompagne d'une expectoration épaisse, légèrement purulente.

Palpitations légères. Vertiges très fréquents depuis deux ans. Crampes dans les jambes et les mains ; fourmillements, amblyopie ; bourdonnements d'oreilles et audition subjective de cloches. Tous ces petits signes de brightisme sont très accusés, au dire de la malade. Les mictions sont très abondantes ; les urines limpides mais non décolorées ; disque épais d'albumine.

Depuis trois semaines, l'appétit est très diminué et les digestions sont pénibles. Les selles sont normales d'habitude, mais depuis une quinzaine, la malade boit du lait ce qui provoque la diarrhée.

Le cœur bat dans le cinquième espace, un peu en dehors de la ligne mamelonnaire, révélant une légère hypertrophie. Choc énergique et léger frémissement à la palpation. A l'auscultation : battements forts, bruits un peu sourds, bien frappés, sans souffles ; pas de galop. Battements épigastriques très nets.

Pouls à 96°, régulier, mal senti, mais donnant l'impression d'un peu d'hypertension.

Aux poumons, signes d'emphysème, râles de bronchite nombreux.

Abdomen souple ; la région hépatique est douloureuse à la percussion et le foie semble congestionné.

Œdème des jambes très marqué, ne dépassant pas les

genoux mais gardant très bien l'empreinte du doigt. Pas d'épanchement dans les séreuses.

Température à l'entrée : 38°.

22 mars. — Depuis l'entrée l'état de la malade s'est aggravé. On compte 52 respirations, avec inspiration brève, saccadée et dépression considérable du creux sus-claviculaire. Le thorax est soudé, se soulève en masse et la respiration est presque purement costale supérieure. Expectoration peu abondante ; râles disséminés ; légère obscurité à la base gauche. Le pouls est à 100.

Les urines sont rares malgré la digitale et la caféine. L'œdème des membres inférieurs est considérable ; un peu de bouffissure de la face. La diarrhée persiste.

2 avril. — Hier la température qui depuis quelques jours avait de la tendance à s'élever est montée brusquement à 40°. La malade se sent un peu plus essoufflée. Aux poumons râles plus fins et plus nombreux surtout à droite.

4 avril. — La malade est morte ce matin.

Autopsie le 5 avril 1899.

La plèvre gauche présente quelques adhérences. La plèvre droite est remplie dans toute sa hauteur par un exsudat gélatino-fibrineux atteignant jusqu'à 4 centimètres. Le poumon gauche (420 gr.) présente des lésions banales de bronchite. Le poumon droit (640 gr.) présente en outre de la congestion, mais flotte sur l'eau.

Le cœur (320 gr.), tout en ayant une légère hypertrophie du ventricule gauche, n'offre en rien l'aspect du cœur de Traube ; pas de lésions des orifices ni des valvules.

Le foie (940 gr.) et la rate (160 gr.) un peu décolorés ne présentent rien à signaler.

Le rein gauche (220 gr.) est considérablement hypertrophié. Il a conservé sa forme générale, mais il présente extérieurement des lésions marquées de sclérose, aspect granuleux du parenchyme ; kystes nombreux, adhérence assez nette de la capsule. A la coupe mêmes lésions de sclérose se manifestant par la présence de nombreuses cavités kystiques à la partie supérieure. L'une d'elles est plus déchiquetée que les autres et a son fond rempli d'une substance presque caséeuse très adhérente au parenchyme et sur la nature de laquelle on ne peut pas se prononcer macroscopiquement. L'uretère correspondant est un peu plus gros que normalement.

Le rein droit (10 gr.) est extrêmement atrophié. Extérieurement, signes nets de sclérose; adhérences de la capsule, kystes dont un très vaste à la partie supérieure. A la coupe atrophie et décoloration extrêmes des deux substances; toute la partie supérieure est formée par un kyste volumineux.

L'uretère bien qu'ayant conservé sa forme générale est à sa partie moyenne aminci et filiforme. Dans la vessie, il est impossible, même à l'aide d'un petit stylet introduit dans le conduit, de trouver l'orifice urétérique droit, d'où la nécessité de conclure à l'imperforation de ce conduit.

Les centres nerveux sont intacts.

Cette femme était une brightique entrée dans le service avec de l'œdème et de la dyspnée. Malgré le repos et la diète lactée, les œdèmes ne se sont pas modifiés. Cependant la malade urinait abondamment; elle prétendait boire 6 litres de lait par jour (la quantité des urines n'a pas été évaluée). L'absence d'hypertrophie du cœur soupçonnée pendant la vie était bien réelle, malgré les lésions profondes d'un rein, qui avant d'être atteint de sclérose avait dû subir l'hypertrophie compensatrice.

Examen histologique pratiqué par M. le professeur agrégé Paviot.

Il s'agit à n'en pas douter d'une *belle généralisation d'un cancer du corps thyroïde.*

Les kystes n'ont en rien la constitution des kystes du rein; ils sont tapissés par un bel épithélium cubique (qui ne résiste jamais aux manipulations dans les kystes du rein) et à leur intérieur est la *substance colloïde* prenant au picro-carmin la *teinte jaune d'or typique.*

CONCLUSIONS

I. — Il existe deux formes cliniques du Cancer thyroïdien :

a) une *forme chirurgicale*, qui ne peut être méconnue par suite de l'augmentation de volume du cou et des phénomènes de compression qu'engendre la tumeur.

b) une *forme médicale*, dans laquelle ces manifestations faisant entièrement défaut la généralisation prend l'importance prépondérante.

II. — La forme médicale du Cancer thyroïdien s'observe surtout chez la femme ; l'existence d'un goître antérieur, la grossesse et la ménopause ont une influence manifeste sur sa production.

III. — La forme médicale demande à être soigneusement recherchée. Elle se manifeste par un amaigrissement très rapide et une perte complète des forces en dehors même de toute tuméfaction du côté du cou ; des douleurs à forme névralgiques, de la dyspnée et des troubles cardiaques peuvent être précoces et persister jusqu'à la fin de la maladie.

IV. — La cachexie a quelques caractères spéciaux, de même que la généralisation qui se fait le plus souvent aux poumons, au foie et à la moelle osseuse. Dans tous les cas observés il s'agissait anatomiquement d'une tumeur du type thyroïdien glandulaire.

V. — Dans cette forme le diagnostic n'étant établi qu'au moment où la généralisation s'est déjà produite il ne peut y avoir lieu à une intervention chirurgicale.

VI. — Les tumeurs secondaires, conformément à la loi générale, reproduisent toujours le type cellulaire spécifique de la tumeur primitive ; ce type étant lui-même très caractérisé, cette forme de tumeur est celle qui met le mieux en évidence la fixité spécifique des types cellulaires dans les tumeurs.

BIBLIOGRAPHIE

————

Albertin. — *Province médicale*, 1888.
Alexandre. — Thèse Paris, 1887.
Bard. — Traité anat. path., 1890.
  — *Archives de physiologie*, 1885, et passim.
  — *Province médicale*, 1888.
  — Comp. rend. congrès int. Berlin, 1890.
  — *Semaine médicale*, 1894.
  — Congrès de chirurgie, 1894.
  — La spécificité cellulaire, 1899.
Berger. — *Archiv. gén. de médec.*, 1874.
Bertrand. — Thèse Lyon, 1895.
Boursier. — Thèse d'agrégation, 1883.
Capitan. — *Bullet. Sociét. biolog.*, 1898.
Cazin. — Thèse Paris, 1894.
Chassaignac. — *Union médicale*, 1849.
Chrétien. — Thèse Paris, 1888.
Christot. — *Bull. Soc. méd. Lyon*, 1866.
Conheim. — *Archiv für Physiolog.* Bd. LXIII.
Coulon. — Thèse Paris, 1883.
Cornil. — *Bull. de la Sociét. de biolog.*, 1875.
Cornil et Ranvier. — Histolog. Patholog.
Coats. — *Transact. of the pathol. Society*, Londres, 1887.
Defaucamberge. — Thèse Paris, 1889.
Demarquay. — *Gazette médicale*, 1860.

Détrieux. — Thyroïdite, Paris, 1879.

Doléris. — *Bullet. de la Soc. d'anat.*, 1876.

Dreyer-Duffer. — *Bullet. de la Soc. d'anat.*, 1893.

Duplay. — *Gazette des Hôpit.*, 1879.

— *Mercredi médical*, 1894.

Eberth. — *Arch. für Anatom.*, Berlin, 1872.

Eiselberg. — *Arch. für klinik*, 1893.

Fabre. — Thèse Lyon, 1892.

Félix. — *Revue des maladies cancéreuses*, t. I.

Fiesinger. — *Revue de méd.*, 1893.

Geffrier. — *Gazette des Hôpit.*, 1880.

Giraudeau. — *Revue de médecine*, 1884.

Gosselin. — *Union médicale*, 1861.

Gulliver. — *British medical Journal*, 1881.

Guillermet. — Thèse Lyon 1890.

Hayem. — *Bullet. Soc. méd. des Hôpit.*, 1887 et 1888.

Houel. — Thèse Paris 1860.

Jaboulay. — *Lyon médical*, 1896.

Jacquin. — Thèse Montpellier, 1890.

Jaupitre. — Thèse Paris 1876.

Krishaber. — *Annales des mal. de l'oreille*, 1882.

Koch. — *Annal. des mal. de l'Oreille*, 1883.

Laulanié. — *C. rendu de la Soc. de biol.*, 1891.

Lebert. — *Anat. pathol.*

Lépine. — *Semaine médicale*, 1897.

Letulle. — *Bull. de la Soc. anat.*, 1894.

Lombard. — *Rev. médic. de la Suisse romande*, 1883.

Lücke. — *Archiv. für klin. Chirurg.* 1867.

Mayor. — *Bull. de la Soc. d'anat.*, 1881.

Moore. — *Lancet*, 1886.

Nasmith. — *Scott. med. Journal*, 1887.

Nélaton. — Pathol. ext. t. III.

Orcel. — Thèse Lyon, 1889.

Parmentier. — *Bull. de la Soc. d'anat.*, 1888.

Péan. — *Clinq. chirurg.*, 1890.

Pic. — *Lyon médical*, 1888.

PONCET. — *Gazette hebdom.*,1893.

PORTE. — *Lyon médical*, 1891.

PUIG. — Thèse Lyon, 1885.

REBULET. — Thèse Paris, 1896.

ROSE. — *Arch. für Chirurg.* 1878.

ROUX. — *Rev.méd. de la Suisse romande*, 1893.

SALIGNER. — Thèse Paris, 1876.

SEMON. — *Transac. of the pathol. Soc.*,1882.

STROMEYER. — *Handbuch der Chirurg.* Bd.II.

THELLIEZ. — Thèse Paris, 1862

TILLAUX. — *Bull. de la Soc. chirurg.*, 1881.

TIFFANY. — *Ann. of Surgery*, 1897.

VERNEUIL. — *Rev. scient.* 1881.

VIRCHOW. — Traité des tumeurs, 1881.

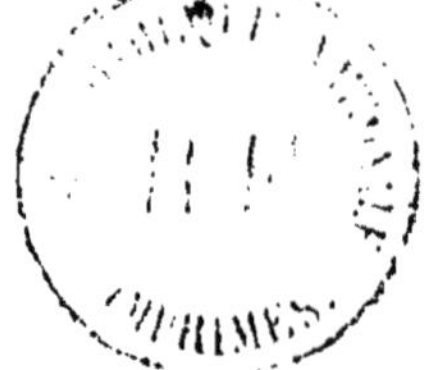

www.ingramcontent.com/pod-product-compliance
Ingram Content Group UK Ltd.
Pitfield, Milton Keynes, MK11 3LW, UK
UKHW010914160726
13695UKWH00007B/1170